十全超科學

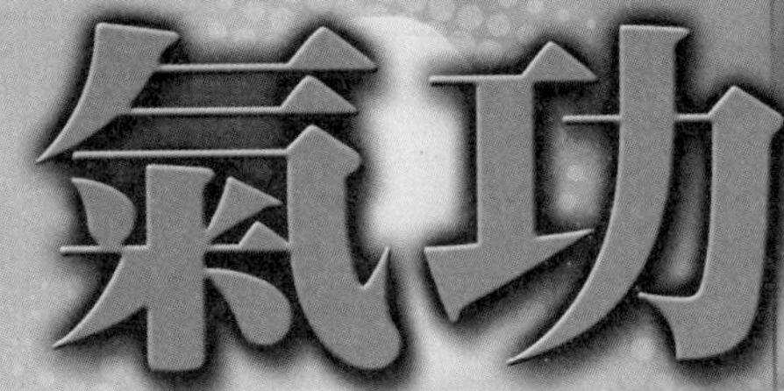

祛病靈修實務

【黃明男◎著】

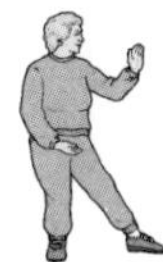

李序

先民歷經五千年的生活奮鬥，在無數的生命活動過程中，歷練出一門與大自然搏鬥，用來延續種族生命，兼具實證經驗與理論基礎，可謂來之不易的學問——氣功。長期以來，這門學問深受廣大群衆的喜愛與高度重視，是現代科學未能完全認知的一種保健法與自然醫療術。

本書作者黃明男先生，爲了實踐宏大的理想願景，多年前毅然放下國民中學的教鞭，提早退休歸隱山林，全心精研氣功以及中國經絡學、針炙學和天人合一形上哲學。積二十年的淬煉、實踐與不斷地精益求精，獲至最正確、最豐碩的成果，從而創立十全超科學氣功，以突破人體健康之瓶頸，提升人體健康與生命層次。

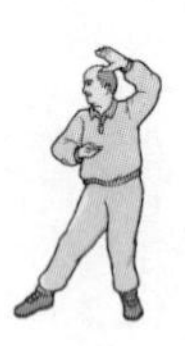

黃氏非但針灸、靈學造詣深邃，而且對氣功性命雙修、動靜結合亦有精湛的鑽研，蔚然自成一現代醫療體系，吾人略窺堂奧，經親身體驗後，深感獲益良多，爰建請黃氏將歷年鑽研的心得與成果，從事有系統且深入淺出的介紹推廣，提供給生活在病苦掙扎的同胞們，作爲恢復健康暨養生指南。

如今，欣逢《十全超科學氣功：祛病靈修實務》一書付梓出版在即，每想到將有更多的人群受惠，內心爲之雀躍不已，乃樂於爲序推薦。

國立高雄餐旅學院校長

李福登 謹識

自序

氣功是我中華民族醫學上珍貴的瑰寶、具有民族特色與風格的醫療保健運動，是先民在生命活動的過程中，所賴以達到治病袪邪、修身養性、延年益壽的種族生命延續方式。歷經五千年的生活實踐與生命奮鬥，已具有廣泛的群眾基礎與認同，且深受國際友人的喜愛與推崇。

在自然醫學療法日益盛行的今日社會，氣功醫學早已自成體系，成爲一門重要的學問。在現代醫療科學體系中，若能敞開胸懷、摒棄門戶之見，將氣功及中醫理論歸納、融入其中，創立具有現代科學內涵的人體科學，則對氣功的生理效應、醫療效應、物質效應，必會得到更豐碩的成果，進而臻入靈修天人合一，探討超科學

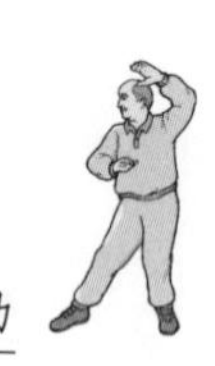

之形而上哲學，以揭示人類生命的本質，提升人類生命之層次與價值。

本書總結諸先聖先賢五千年來的經驗與基礎，結合了自身二十年來在氣功上之實踐及靈修天人合一思想，對氣功的作用機制，以實用性爲出發點，用通俗易懂的文字，將功理與功法作深入淺出、循序漸進的具體介紹，並對一般氣功書籍中嚴重誤導之部分作嚴正的修正，以防制想要練功強身者出偏。本書內容讓初學者一看就懂，容易入門；對練功有成、功力根基深厚者，亦能深入體驗氣功的最高（超科學）境界，使生命層次更上一層樓、更具生命價值，迸出中國人的生命之光。

本書承蒙國立高雄餐旅學院校長李福登博士、醫學博士張家瑞教授、佛光山台南區佛光會前會長紀安邦總經理之鼓勵與協助，始得順利付梓，他們祈望在病苦中掙扎的同胞們，都能因本書的出版獲得正確的健康養生訊息，每個人都能重新健康起來，過快樂自在的生活，也可以減少國家社會在醫療資源上的浪費，也算是在我人生修持的目標上，爲利益衆生盡了一己之力。

黃明男　謹識

目錄

目　錄

目　錄

目　錄

目　錄

目　錄

壹、緒論

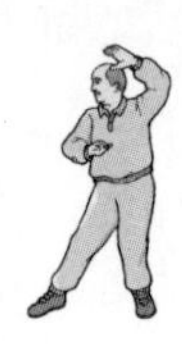

人類的生命，是由肉體與靈魂組合而成的有機體，肉體生病時，用中西醫、氣功來治療，但是靈魂生病了，須用氣功配合靈學來治療。若一味的只相信科學，僅依靠中西醫來治療，是無法治癒的，因爲用有限的科學知識，是無法解釋宇宙中的很多奧秘的。就像許多人病得很重，但是中西醫卻找不出病因；有些找到病因，卻治不好病。近代的美國魔術師大衛，能穿越萬里長城、能讓自由女神像移位、能飛越大峽谷；中國大陸知名氣功師嚴新，能千里隔空治病、能千里隔空改變物質的結構；中國大陸東北的知名氣功師張寶勝，能徒手捲曲不鏽鋼刀叉餐具、能穿牆越壁、能隔空取物；馬汀的催眠術……，都是科學無法證實的，不是嗎？

人類百分之七十以上的疾病，都跟外靈有關，厄運連連亦與外靈息息相關，宗教上所說的因果病乃千眞萬確。爲何醫生的壽命，平均比一般人短命十幾歲？爲何不少醫師會死於自己所專長的疾病？腦科醫師死於腦病、心臟科醫師死於心臟病、肝病科醫師死於肝病、腫瘤科醫師死於癌症……，科學、醫學雖然發達，至今尚無法破解，值得現代人深思！值得醫師們警惕！這些都與因果有關連。想治療因果

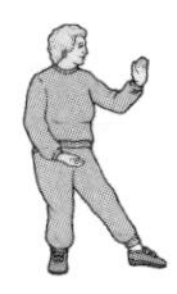

病，必須要有氣功的底子，先發放外氣，排除阻滯體內氣道之外靈氣，氣道暢通之後，再用中西醫治療或自行練功，才會有效果，否則徒勞無功。

人體之免疫系統靠督脈之骨髓增殖，練氣功能使督脈內之骨髓增殖，因而體內骨髓淋巴細胞與胸腺淋巴細胞得到增長，人體免疫系統自然強化，衰弱的體質得以改善，自律神經得到調適，五臟六腑生機自然暢旺。

人體是個小本體，宇宙是個大本體，小本體受大本體的完全影響。大本體有用之不竭、取之不盡的大能量，未曾練功之人無法接受享用能量，實在可惜！練功之人全身氣道通暢，可採宇宙能量以補充身體，達到返老還童、青春永駐、延年益壽之功效，長期練功採氣，可以突破人類壽命之極限。人的身體若能時時保持純陽之身，則外邪、病氣不侵，只要生活起居正常，培育清心寡慾，絕對病不入體，永遠健康愉快、法喜充滿。雖在人世間生活，仍恰似仙境般悠遊，人生還有什麼不滿足的呢？

一個體質差而且多病的人，要如何才能回復健康呢？一個健康的人，要如何保

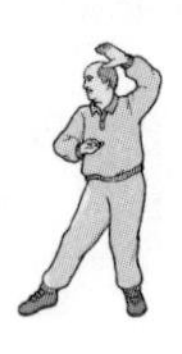

持長壽呢？一個長壽的人，要如何享受清福呢？練氣功是唯一的捷徑。清福是人世間最大的福報！但是很多人無福消受，像退休的老人，很快就往生了。練氣功能改變體質，病者得康復、弱者轉強化、強者增福壽，俗語說：「氣旺不論命。」當一個人健康、氣旺後，命運財運方可隨之轉機，這或許才是您夢寐以求的吧！

氣功概略分爲內功（靜功）與外功（動功），外功是憑靠著體能的訓練來達到強身的目的，就是外練筋、骨、皮的作用，如國術、摔角、角力、相撲、柔道、體操等等，但是外功會隨年齡的增老而快速衰退；內功是一種意的訓練以及高深的臟腑、腺體神經的生理運動，讓人的自律神經調適、新陳代謝順暢、氣血循環良好，身體各部機體所需之養分與氧氣均能送達，達到活化細胞、滋養臟腑的目的。在運動的過程中，長期劇烈運動與超體能負荷之運動，均會對人體造成傷害，爲什麼操場上的運動健將老來多病且不長壽，是最好的證明。練氣功不但注重體能的訓練，更注重心性的涵養，品德不修是練不出好功夫的。

內功以意行氣，引導氣血內在運行，依循氣道通行周身，達於臟腑、頭面、四

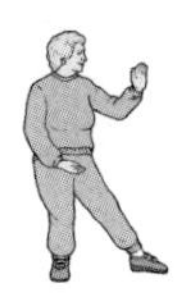

肢以致末梢，最後收斂入骨溫養。「意」者通常是指「思想和意識」的思維活動，也就是精神與心靈的活動，是大腦功能形象的表現。氣功與禪功都注重意識的鍛鍊，實質上是對神經系統的高級部位——大腦皮質之進行自我功能的鍛鍊。內氣則是在練功的過程中，所產生的一種內動現象，也是在於意守的不斷作用下，逐漸形成的。所以在長久的氣功鍛鍊後，可得心到意到、意到氣到、氣到力到之功效。

「氣」是看不見也摸不著的東西，卻是構成人體維持生命的精微物質，上至天，下至地，以至於萬物，都依賴著氣在生存、在活躍。宇宙間的一切事物，都是氣的運動與變化所產生的現象，古人說「氣聚則形成，氣散則形亡」便是最好的說明。氣有先天之氣與後天之氣的分別，先天之氣稟承於肉身父母的精氣與本體生命父母之元神，合稱爲「元氣」；後天之氣也分成兩部分，即人體脾胃消化食物，所得營養的水穀之氣與人體肺部呼吸空氣之氧氣，合而爲後天之氣。先天之氣的元氣與後天之氣的水穀之氣，合而爲「眞氣」。眞氣是一種活動力很強的精微物質，流轉於人體的五臟六腑、十四經絡之間，人體有眞氣的運作，才得以維持生命，眞氣一

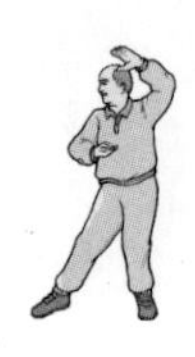

且停滯，人體便逐漸步入死亡。

「功」是用意識不斷在訓練的一種練氣和練意的功夫，用意念來引導眞氣的運行，以促進身體各部機體、臟腑的代謝功能，透過眞氣的運行，來加強人體的生理活動，強化人體體內各臟腑、各機體的健全，以達到養生、強身、治病的目的。氣功運動是我國數千年來，人們一直用以強身、護身、養生、治病、延年益壽的不二法門，不僅皇家貴族、仕紳們非常重視，傳說中的武林俠客更以擁有氣功而自豪，而且世代相傳，綿延成各家門派。

氣功在科學上所做的探討，依據國科會在一九八八年初所做人體生物能場的研究計畫，以氣功的內外氣及人體經絡作爲研究的主題，在三年中支持了三十一項研究計畫，都呈現了相當優越的具體成果。當年台大電機系李嗣涔教授（現任台大教務長）在這樣的背景下首次作嘗試，以電子儀器來了解氣功的原理與變化，用科學驗證了氣功對人體的功效，這才漸漸的揭開中國傳統氣功神秘的面紗！

前三軍總醫院核子醫學部陳維廉主任，也經過三年的精心研究，發現氣功對人

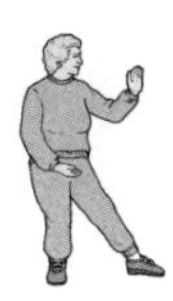

體肝臟具有按摩的作用，氣功按摩作用可以促進肝臟的血液循環，對於這項發現，他很興奮的展開臨床試驗，證明了氣功對肝臟具有一定的療效，尤其對肝硬化的病人，可以藉由增加肝臟的彈性來發揮功能作用，用以改善肝硬化的程度。陳維廉主任也邀集了二十多位氣功師參與研究的工作，首先以放射性鎝標幟的硫膠質注射入氣功師的靜脈中，然後讓放射性鎝標幟的硫膠質集中在肝臟部位以利攝影，再配合核子醫學專用電腦的閃爍攝影機，每隔五秒鐘就記錄肝臟的變化，作全程的錄影。其研究結果，顯示氣功師在運氣的前後，不論是呼吸作用、肝臟的大小及肝臟中血液流量的大小，其變化值均不太大。但是當氣功師在運氣的時候，肝臟卻會急遽的收縮和擴張，這時候肝臟內部的血液流量就有了明顯的變化。血液流量增加了百分之三至百分之七之間，而且血液流量的變化非常的有規律，這樣子對改善肝臟的硬化來說，具有相當大的助益。

陽明醫學院傳統醫藥學研究所所長崔玖教授，也經由臨床實驗驗證，證實了肝臟所發生的病變，都會導致人體體內生物能的不平衡，當人體體內生物能不平衡

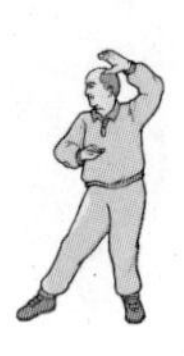

時，以氣功來加以訓練，可以使得人體器官所發生的生物能轉而趨向於平衡。崔玖所長指出，氣功的能量若以現代醫學觀點來解釋，就是一種「生物能量」，這種生物能量會因爲人體體內臟腑的病變而失去平衡，並且可以由經絡系統上的一些有關穴位予以測知。練習氣功，確實可以有效的來控制這些生物能量，以維持人體各器官上生物能量的平衡。崔玖所長也要求一些氣功師作臨床的實驗，她以穴位電機能測量儀測驗氣功師在發功前後，其體內生物能量的變化值，結果發現受測試的氣功師在發功之後，其體內穴位所發出的生物能量，能讓原本已失去平衡的狀態，轉而爲安定平衡的穩定狀態。根據她多年來運用科技的方法，在氣功功能方面所做的精心研究結果，已證實氣功的訓練是一種非常好的人體物理治療法，對人體的免疫系統之強化、對人體慢性病的治療，都具有相當好的療效。所以氣功訓練是人體最好的運動，也是人類邁向健康的最佳捷徑。

近年來台灣大學教務長李嗣涔教授在校園內推廣氣功教學，獲得全校師生相當大的迴響。因爲氣功的訓練可以排除體內毒素、淨化細胞，讓細胞有良好的生存環

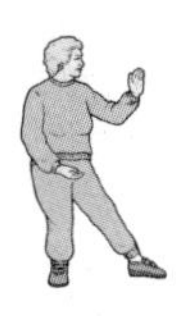

境，人體的細胞有了良好的生存環境就會活潑化，細胞一活潑，人的心情情緒也隨之愉悅快樂，身體便能迅速恢復健康，並不需要特殊的醫療設備和藥物，也不會再受到現代西藥副作用的傷害。而且在康復的治療過程中，並無不良的反應與痛苦，所以氣功醫療是二十一世紀人類健康的新希望！

練功要想登峰造極，也要有陰陽的觀念，陰陽是易經的學術中心思想，它是對於宇宙天地萬物與人事物理的觀察，有相互消長、相互對立之循環，而生生不息的法則。在人事物理上及現象中，立定了陰陽互變的定律，用以統率說明了萬事萬物之變化原則。所謂一陰一陽謂之「道」，易經學術思想把天地未開的渾沌，用作無極的代號，當渾沌初開，便是無極生太極，太極動而生兩儀（陰陽），兩儀再動生四象（太陽、太陰、少陽、少陰），四象生八卦（乾、兌、離、震、巽、坎、艮、坤）的觀念，由此而建立。那麼太極就是宇宙最原始的一粒種子，任何學問都與其有密切的關係。「知變化之道者，惟神乎！」吾人若能明白太極學說，也就是明白了宇宙變化之道，因爲太極就是道，爲宇宙之根源，爲宇宙最高原理，果眞能達此根源，

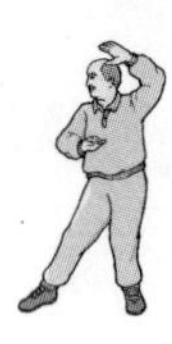

通其理則別有天地，那宇宙在握矣！

茲就個人練功養生心得，提供作讀者朋友參考：

(一)在飲食方面

多食用有機青菜、水果等鈣離子含量高的鹼性食物。對於甜食、飲料、精緻食品、速食品、高蛋白物質則要少吃，以免讓這些垃圾食物在體內機轉成為強酸，人體就慢慢變成酸性體質，抵抗力減弱了，病氣容易入侵。平時多喝經衛生處理過的生水，少喝開水、純水、礦泉水。因為生水是活水，是人體眞正需要的，經煮開的水屬死水，市面出售的純水、礦泉水應歸類為死水。

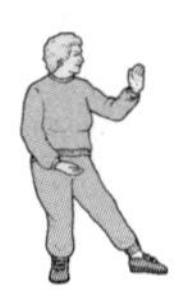

(二)在生活方面

日常坐息宜有規律，多留點休閒時間給自己，恆常保持心靈的寂靜，喜、怒、哀、懼、愛、惡、慾七情，要取得一個平衡點，因為過分的牽動七情，會引進一些逆氣阻滯氣道，帶來氣滯血瘀而致心神不寧，這是養生大忌。太過悲傷會死人、太過驚嚇會死人、太過高興也會死人，七情點到為止，淡淡而過，若能養成練氣功的習慣，把練功當休閒，即能清心寡慾，每日只要花上區區三十分鐘來練功，就已足夠了。不要太過小氣自己，每日給自己三十分鐘都辦不到，若因工作確實太忙，那只消五分鐘，讓氣機在體內運行游走一番即可。總之，練功生活化，心中恆存練功之念，念念相續，功力與健康永不衰退。

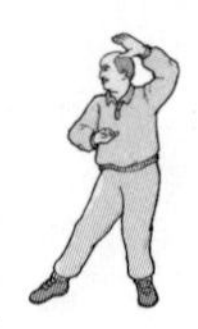

(三)在精神方面

要做到形神合一、性命雙修。在日常生活中，意念常存神，練功中靜養調神，即形神兼練，以調神養神來達到修身、健體、長壽的目的。所以練功者一定要正心誠意、修身養性，即性功與命功雙修。性功就是靜功，主要是以意識養神為主；命功就是動功，主要是以練精化氣、強壯筋骨為主。性命雙修指的就是動功靜功要相互結合，顧名思義，練功是以靜為形，練功時形體幾乎不動，像行大小周天、達摩抱氣、帶脈通氣、練氣、行氣……，不管站立、坐姿或臥姿，一切均以意練眞氣，以陶冶性情，因而外靜而內動；動功是以動為形，練功時形體動，以內練精、氣、神，外練筋、骨、皮，如同自發動功、太極導引、形意拳及古代的導引術……外動而內靜一般。

身體是形下的有質形體，是假體，所以得到健康後，應該借假修眞，追求形上的生命提升，一切以本體（最原始的生命）爲主，因爲本體賜予人肉身生命，而肉身也稟承著生之命與運，在人生生命的過程中，命與運是由本體全權負責，本體也主宰人之生與死，人若能信任本體、尊重本體，放心的把肉身交給祂，祂會照顧這個肉身，因爲肉身是祂的獨生子，這樣人就可以征服命運，開創無限的永恆新生命，奠定人類有限的肉身生命，提升轉換爲無限的生命價値，那就可以過著健康、快樂、長壽、幸福、自在的生活，眞不知老之將至，也不愁今夕是何年，人生至此夫復何求！

貳、氣功與健身

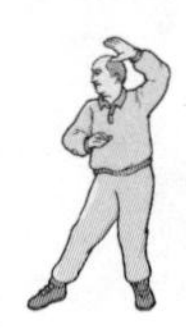

一、練功的要領

氣功是我中華醫學遺產中，最具有民族特色的一種醫療保健運動，它是古代先民運用意識的作用，與大自然和疾病鬥爭的經驗累積，是一種獨特的鍛鍊精、氣、神的自我身心鍛鍊方法，茲分別說明練功要領如後：

(一)氣功的基本原理

1. 原理

氣功在物理學上的解釋，它只是一般的「氣壓」，若以英文而言，即是Air

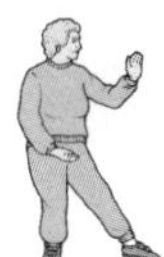

Pressure。

2.氣壓

是空氣所產生的壓力。

3.氣功

是氣壓對於物體所產生的「功」，英文爲Power，這個氣壓，以人體意識表現出來，就叫做氣功。氣是生命之根，功是精力之源。

4.生活

日常生活中，常見的高氣壓、低氣壓、氣壓剎車器、壓縮機……，都是屬於氣壓的「功力」表現。

5.實驗

⑴器物上之比喻：

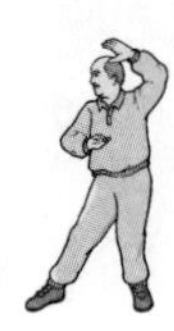

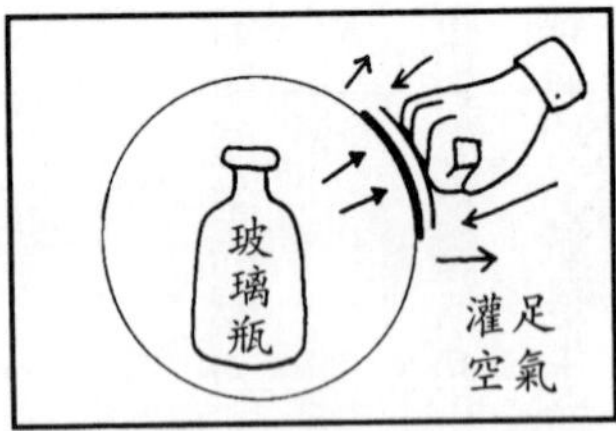

當皮球灌飽空氣時，你一拳打下去，球面將拳頭反彈，球內的玻璃瓶完好，不受影響。

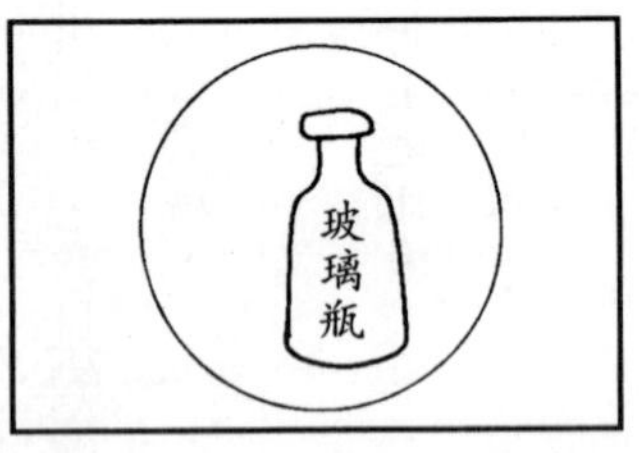

我們做一個小實驗，在一個皮球裡放一個玻璃瓶。

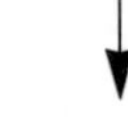

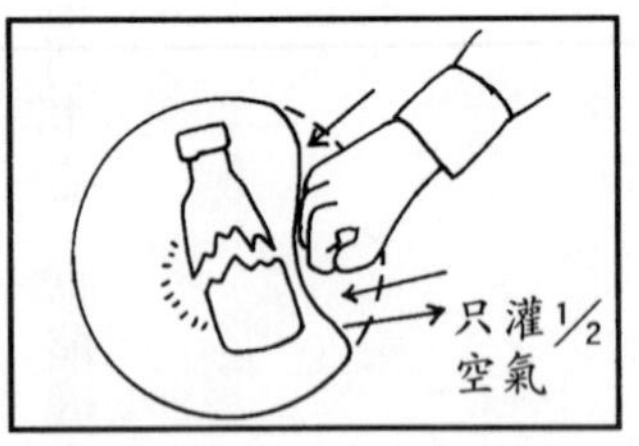

當皮球只灌一半的空氣時，你一拳打下去，球內的玻璃瓶即被打破。

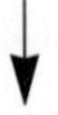

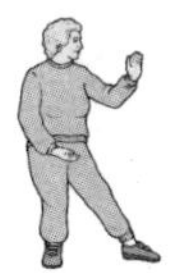

(2)人體上之比喻：皮球比喻是腹部肌肉，玻璃瓶子比喻是腹腔內的腸胃、內臟。

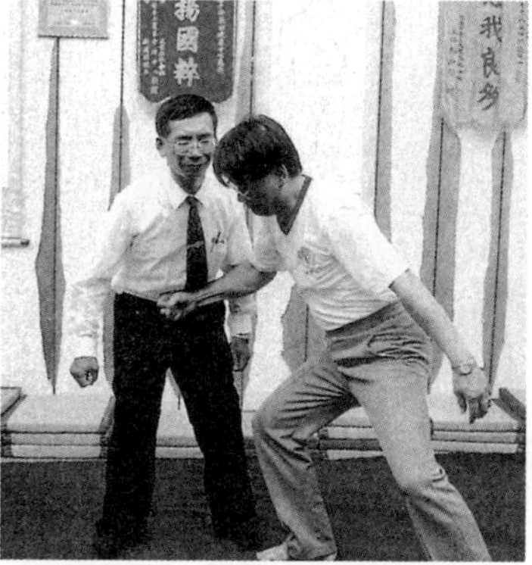

未曾練功，內氣不足，挨了一拳，內臟必定受傷、疼痛。

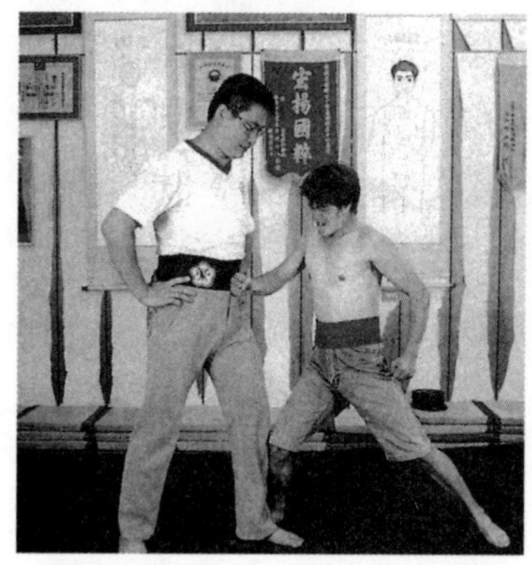

練過氣功之後，內氣十足，同樣挨了一拳，非常過癮。

(3)練功在人體生理上之三種反應現象：

A.壓力現象：全身有自覺的膨脹現象，有自覺略緊的壓迫力量。

B.熱溫現象：身體有自覺的熱、溫、燙的高溫效應。

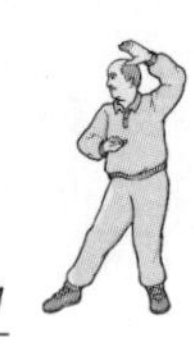

C.電子現象：四肢有自覺的痠、麻、癢的電子流動感覺。

(二)氣功的練氣要素

1.呼吸方式

練習氣功採用「丹田呼吸」，吸氣時腹部膨脹，胸部不動；呼氣時腹部收縮，胸部不動。有如胎兒的呼吸方式，謂之先天氣呼吸法。

2.氣之來源

人體內的空氣量，大約有三千五百西西至四千五百西西，呼吸一次的換氣量大約有三百西西的空氣，在體內尚有三千西西至四千西西的空氣量，這些空氣就是練習氣功「氣」的原料，這些餘氣都散佈在血液、肌肉、骨骼中，在胸腔、腹腔中貯有大量的餘氣，是氣功能量的來源。

3.練氣之力源

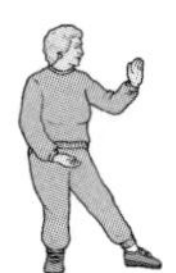

⑴呼吸力：使空氣進入人體體內之力。
⑵肌肉力：肌肉產生收縮與擴張之力。
⑶意志力：控制呼吸及肌肉之思想力。
⑷肛肌力：控制下腹腔，肛門括約肌之力。

4.氣壓之形成

在腹腔部，將橫膈膜、腹肌、腰肌、背肌、肛肌等六面肌肉予以控制，當吸氣進入這六面肌肉所形成的腹腔空間時，將六面肌肉同時收縮，空氣受到這六面肌肉的壓縮，形成了基本氣壓。

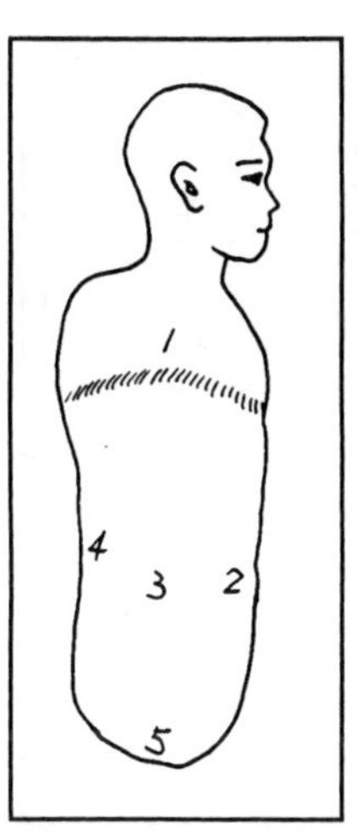

①橫膈膜
②腹肌
③腰肌
④背肌
⑤肛肌

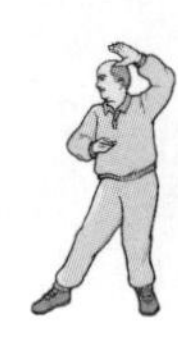

(三)氣功的練氣過程

1. 養氣

將體內氣壓集聚於腹腔內（丹田四周），形成基本氣壓。意即將胸部呼吸改變成丹田呼吸，以儲備更多力源。

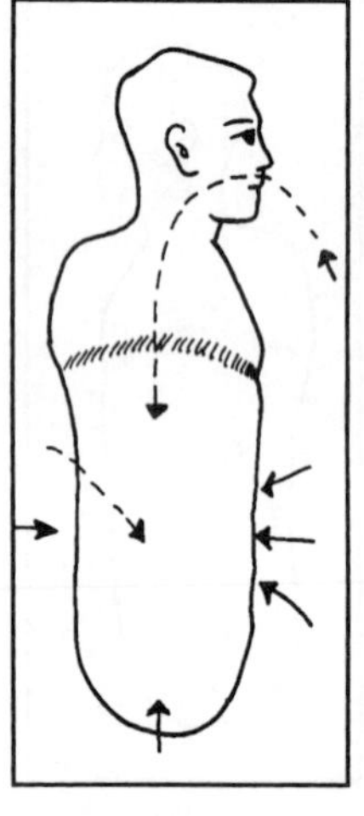

1. 吸氣進入六面肌肉所形成的腹腔空間。
2. 將此六面肌肉同時收縮，形成基本氣壓。

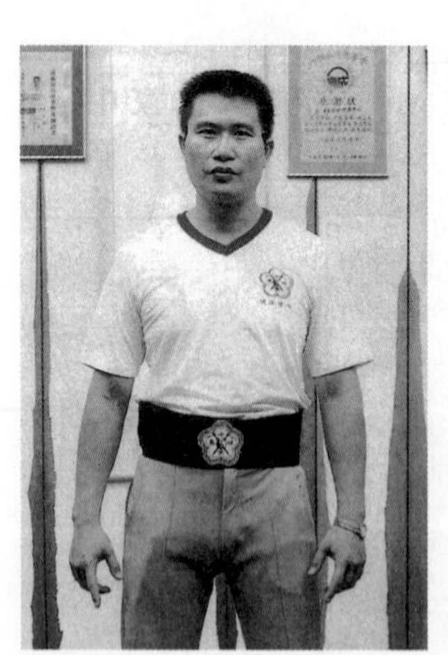

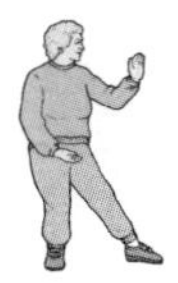

2. 練氣

將六面肌肉同時收縮，以增加腹腔內各面肌肉力量，增強氣壓之壓縮力，以強化六面肌肉。

3. 運氣

利用肌肉之收縮力及擴張力，將腹腔之氣壓傳導至手、腳、四肢或需要用氣的軀體部位，以強化機體功能，產生心到意到、轉化能量的功能。

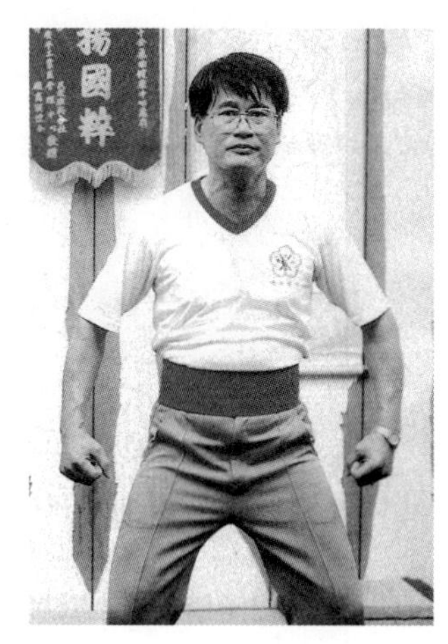

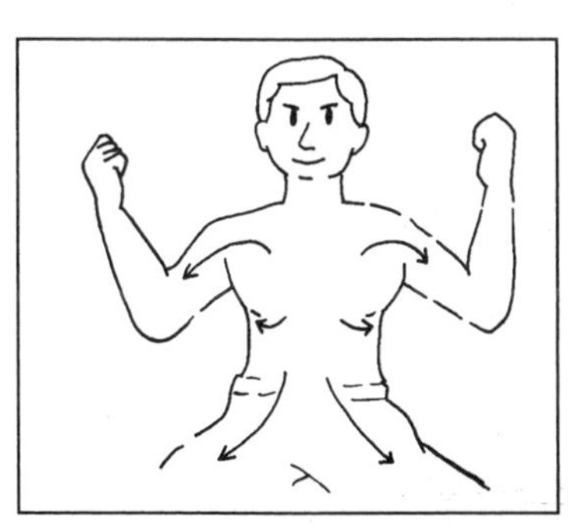

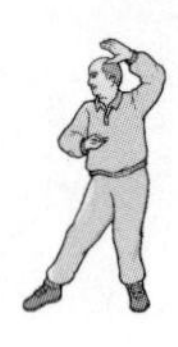

4.用氣

利用氣壓對身體生理之刺激作用，產生意到氣到、氣到力到的氣功功能。對身體各部機體產生保養、治療、強壯之養生功效。

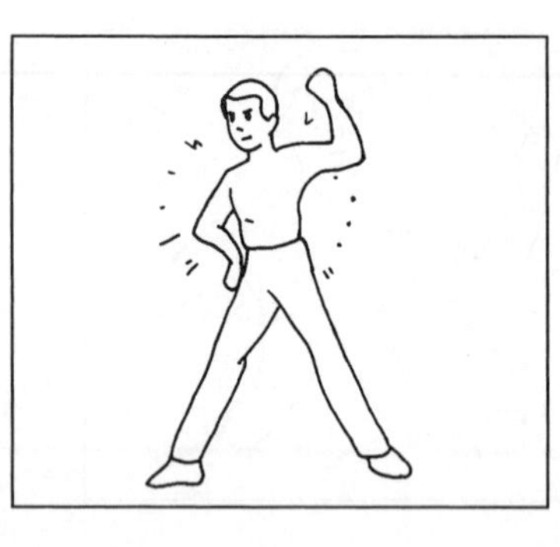

(四)練功的時間、姿勢與對象

1.練功的時間

練功生活化，可以用日常生活瑣碎時間或工作空檔、等人、等車時間練功。固定時間練功，可參考「四、練功的注意事項」說明內容。

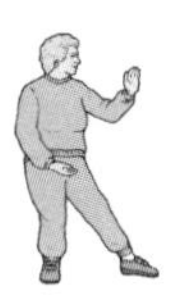

2.練功的姿勢

分立姿、臥姿（仰臥、側臥）、坐姿（單盤坐、雙盤坐、自然坐），可隨個人之需要加以調整，殘障朋友可行坐姿或臥姿，方便練功即可。

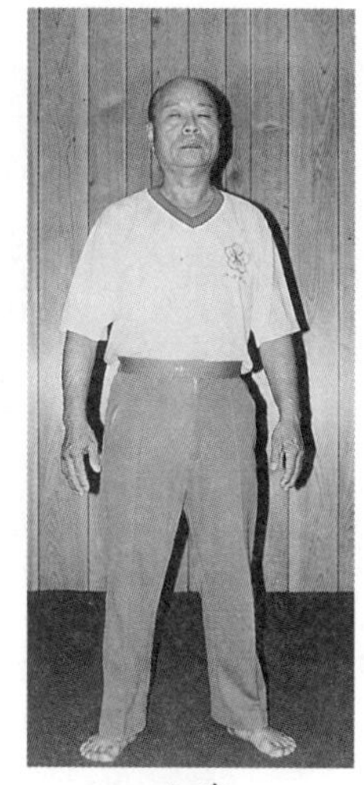
立姿

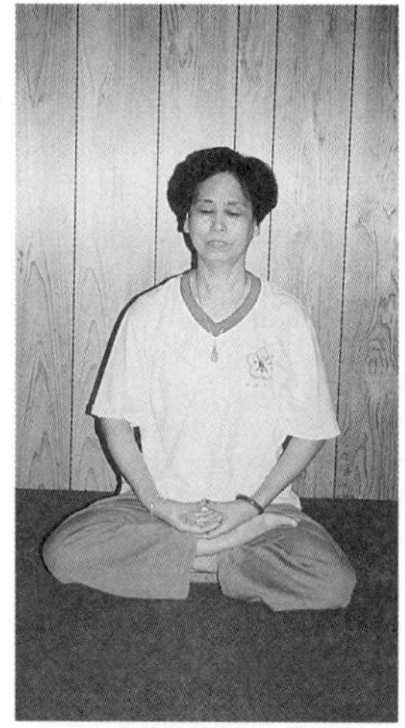
單盤坐

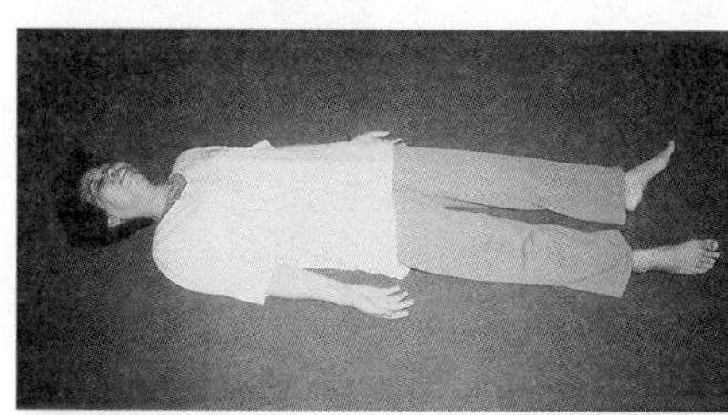
仰臥

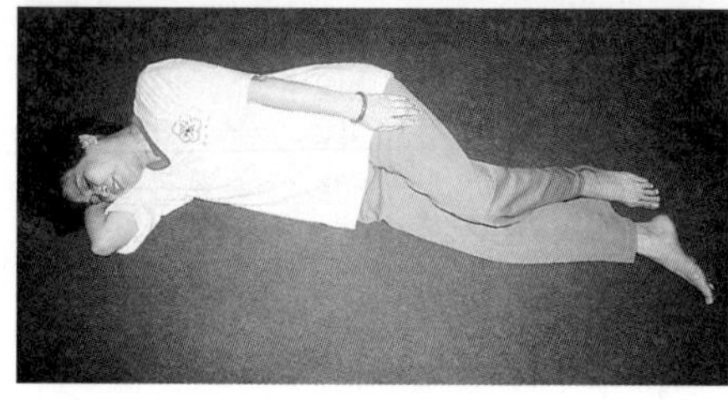
側臥

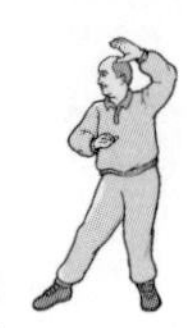

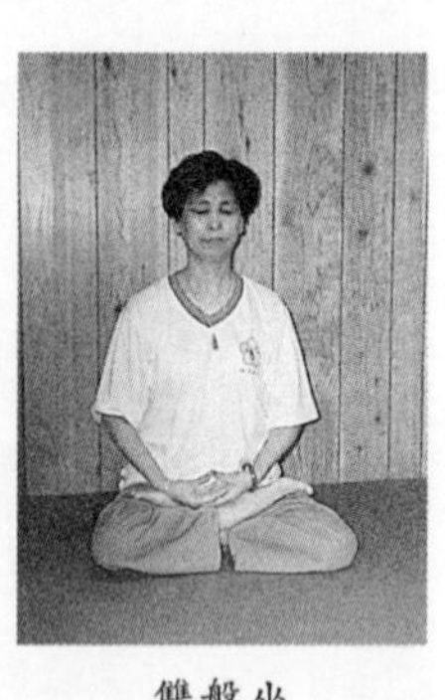

雙盤坐

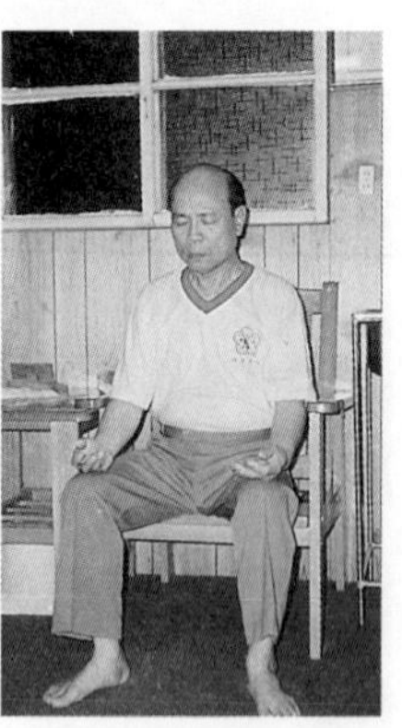

自然坐

3.練功的對象

十歲以上，能夠懂得教練的口述及使用意識以意導氣即可。當然年輕人氣血旺盛，記憶力強，練功效果好；年齡大者氣血衰退，記憶力較差，要勤才能補拙。只要有心想健康，任何人均可以練好身體，得到健康，男女老少均沒有差別。

(五)氣功的治病原理

人體能健康與否，和人體之新陳代謝及內分泌有密切的關係，而新陳代謝及內

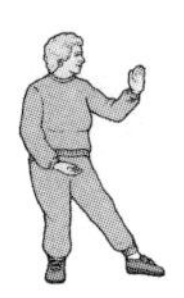

分泌又受血液循環的影響，血液循環是否順暢，又受肌肉壓力、心臟壓力及體內氣壓的影響至鉅。氣功則是從「體內氣壓」著手，加強血液循環，促進新陳代謝及內分泌的調和，使人體免疫抗體強化，讓身體更健康、更長壽，其醫學原理有三種：

1.氣壓原理

以氣體的壓力直接作用於全身，讓人體全身血液循環順暢，促進全身新陳代謝功能的正常運作。

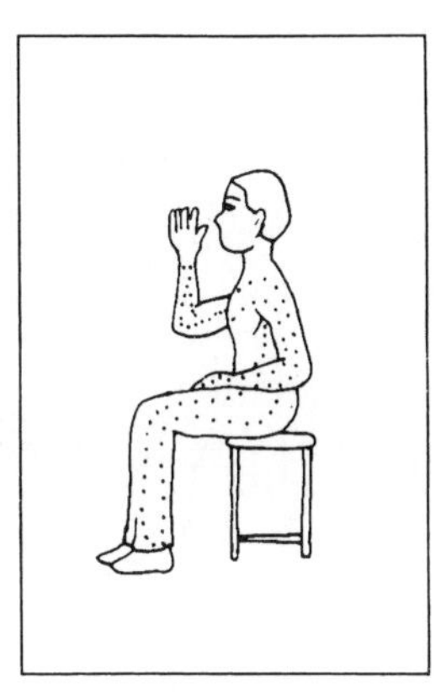

利用氣壓，促進全身血液循環。

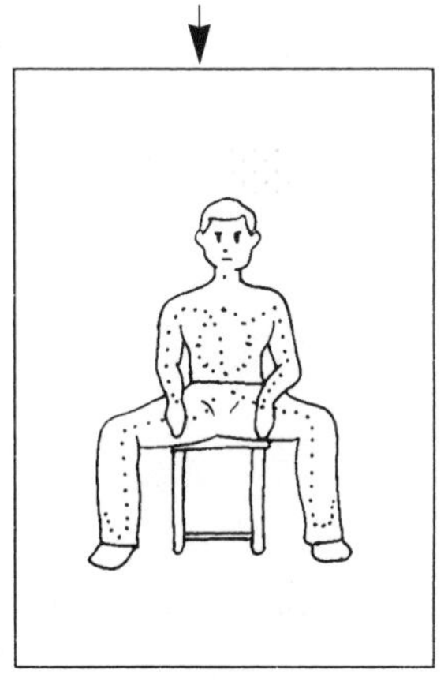

血液循環順暢，新陳代謝自然調和。

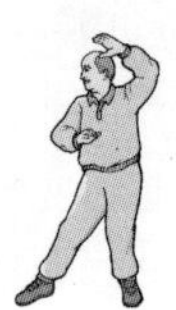

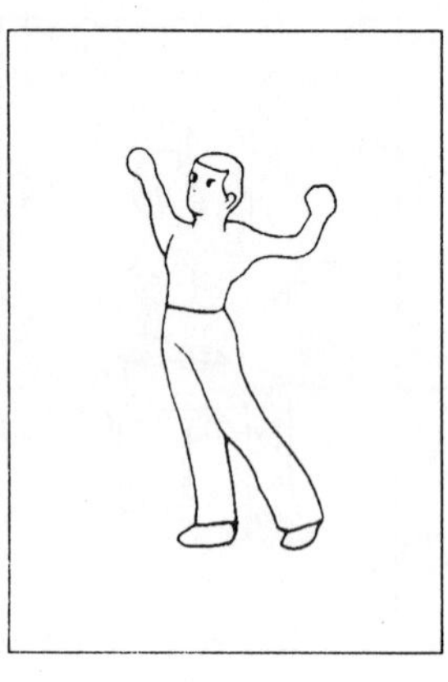

新陳代謝調和，細胞得到淨化，疾病自然消除。

2. 氣橋原理

利用氣壓在體內運行，間接控制內臟不隨意肌，對內臟產生按摩刺激作用，達到舒緩病痛的效果。

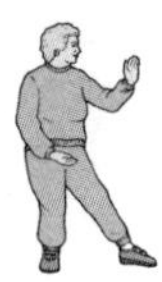

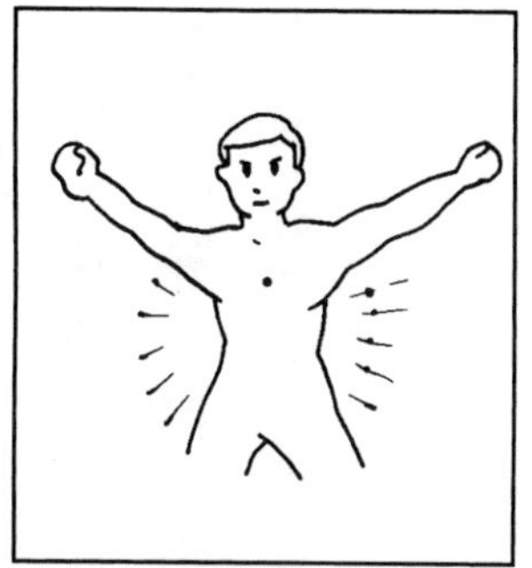

身體各部機體受到良好的照顧，細胞活化、臟腑強壯，百病自除。

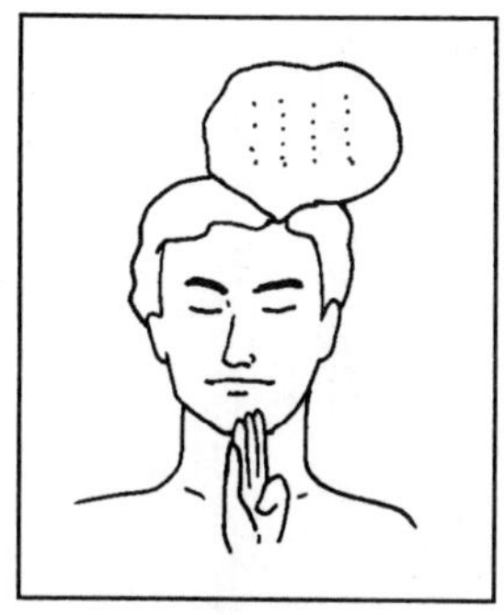

以意念來控制氣壓，以氣壓做橋樑。

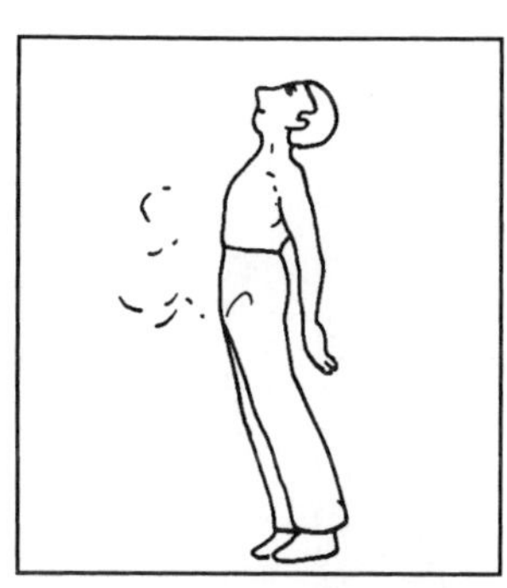

內臟受到氣壓的按摩作用，氣道暢通，血液循環良好，養分、氧氣供應充足。

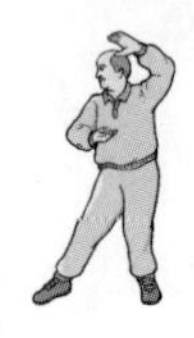

3. 潛能量原理

利用氣體之壓力，將人體潛在的自癒能量開發出來，發揮人體本能的抗體及治病復原的能量，達到自我治癒的功能。像野生動物，若不受人類文明的衝擊，其自體潛能的發揮，當可抵抗外在惡劣環境及疾病的侵襲而綿延種族生命。

二、練功的基本要求

人體生命活動的基本物質是氣與血，中醫講「氣爲血之帥」，以中醫學理論來說明氣與血的關係。血在氣功的氣推動之下，能夠加速周身循環運行，連四肢的末梢都能運行通暢；再說氣能充分的發揮帶血的功效，要讓人體各部位機體進行正常的生理活動，有賴於血液的充分供給營養與體液。所以氣與血是相互依存、相互爲

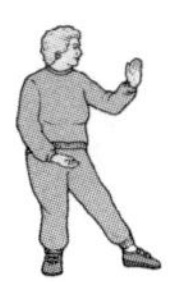

用，因此中醫又有「血爲氣之母」的說法，如此可知氣與血是共存共榮的。氣與血若不能調和，百病便順應而生，氣與血若能調和順暢，百病會自然治癒。可見練氣功可以促進人體血液循環，增進人體健康。

經絡包括經脈與絡脈，經脈與絡脈都是人體氣血、津液運行與神經知覺循行的主要通道。經脈是經絡的主要幹道，大多循行於人體的深部，如十二經脈和奇經八脈，都是上下縱行，而且有一定的循行路線；絡脈是經脈的分支，在絡脈中，較大的稱謂「別絡」，較小的稱謂「孩絡」。別絡與孩絡都浮行在人體的體表淺層上，左右橫行，遍佈全身。氣功氣的能量，就是循行於這些經絡上，讓全身氣血通順、調和，細胞及各臟腑機體能得到營養、氧氣的滋潤與溫養，生理代謝正常運作，人體自然健康。

氣功的鍛鍊是一種「意」的訓練，沒有意的訓練，就等於在做體操，不會有明顯的效果。有意的訓練，才能達到定的境界，有定的境界，功能才能顯現。因此在氣功的鍛鍊上，要求有效，務必做到「空、鬆、靜、定」與「性命雙修」的基本要

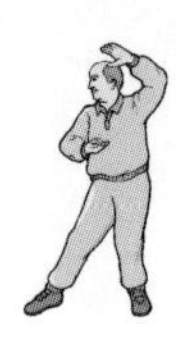

求，沒有注意到練功的基本要求，雖然每日勤練氣功的功法，亦是枉然。

(一)空

空即是「空觀」、「空相」。空觀就是凡事不去管他、不去想他，把肉身交給本體（是每個人最原始的生命，是獨一無二的生命主宰，也是內在的神佛上帝，道家稱元神、佛家稱自性佛或眞如、基督教稱天父）。肉身是假我，是臭皮囊，是房宅，是本體的獨生子，所以本體才是主人，借肉身的假，來修持達到眞如。所以能放心的把肉身交給本體，肉身自然沒有思慮、沒有牽掛、沒有煩惱，人就能悠遊自得，平靜祥和。

空相就是心裡常這麼想：宇宙萬事萬物，隨時都在變化，人的身體也不例外，身體是由很小的次原子微粒所組成的，這些微細粒子隨時都在不斷的生滅變化，剛才的你與現在的你，已有變化，現在的你與等一下的你，又有變化，所以人會一天

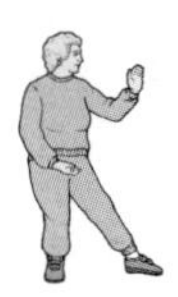

一天的增老，時光會一天一天的流逝，惟有虛空，自古至今永遠不變，我的心能像虛空這麼廣大，廣大到虛無的空境，這就進入空相。人能用心去體會空觀、空相的空、無我，氣功修練就已入門了。

(二)鬆

鬆就是用意念引導，讓人全身放鬆，從頭部開始放鬆，再到顏面放鬆、頸部放鬆、胸臂部放鬆、腹臀部放鬆、大腿放鬆、小腿放鬆、足踝部放鬆。全身由上而下，由頭頂而腳底，逐步放鬆，放鬆到自我感覺如騰雲駕霧、飄飄欲仙的一種美妙輕盈、舒適感，這樣可以讓人體交感神經系統的活動性減弱，血管緊張程度得到緩解，機體有適度的休息與修復，因而體內氣機容易發動。

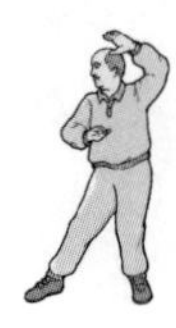

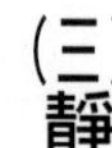

(三)靜

靜是指思想安靜，意指放下一切不必要的攀緣與妄念。攀緣力強者，生命力必定薄弱，其終生必依附向外攀緣而存活，若讓他獨處，則全身不自在，心神不寧抑鬱而終。思想能安靜，忘卻自身的任何部位，甚至忘卻有自我的存在，達到無我的境界，這個時候，思想既清醒又虛靜，人體所消耗之能量達到最微細的程度。虛靜並非昏沉欲睡，是虛靜之中有清醒，清醒之中有虛靜，五官意識最細微，大腦皮層達到眞正休息。若只是清醒而不虛靜，則屬散亂；只虛靜而不清醒，則屬昏沉。能達清醒又虛靜則心情恬淡，胸懷開闊，身心舒適，可以說眞正達到了心曠神怡的寂靜之境，能有此前景來練功，必能事半功倍，水到渠成。

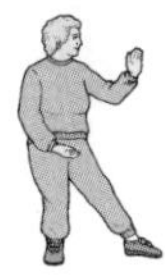

(四)定

定就是不用思想、不用知識，也不要侷限於形相，更不要被慾望所左右，一心清淨則心靜如止水的眞心顯露。這種專注力的訓練，即使尙未發展到最高境界（就是一種「定」的基礎形式），對人體健康及靈修的行持上，也有極大的助益。因爲藉由專注力的轉移，可以讓心靜下來、可以減輕病苦的折磨、可以防止怒氣的爆發、可以防止攀緣、可以減輕生活的壓力、可以離苦得樂、可以讓心境安祥寧靜。雖然這種平靜並未眞正解脫，但是無庸置疑的修定，在心的意識表層，會得到寧靜與祥和，得到延年益壽，這就是一種息、一種定的境界。

要做到空、鬆、靜、定，首先就得由日常生活培養開闊的心胸，凡事不與人爭，遇事不先預設立場，順勢而行，這樣就可以隨遇而安。在練功時要虛懷若谷，

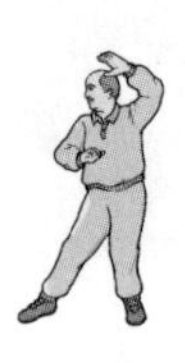

心量能時時擁有，像宇宙虛空那麼廣大，則萬事萬物，無所不包無所不容，那眞的沒有人能傷害他、毀滅他，則心無所牽掛，就自然的空了；身體各部位機體，能用意念引導，全身可以放鬆到自我感覺如騰雲駕霧、飄飄欲仙的輕盈舒適感時，則周身氣血循環順暢，這對入靜有很大的幫助，對練功也會有很大的幫助；練功由空入鬆的步驟，思想已經安靜了，也沒有內因外緣的干擾，心境自然會清醒又虛靜；前面的空鬆靜，都須有意念的作用，當下可以不用知識、不用思想，把意念、思想完全放逐出去，則提升爲無慾無念，人能無慾無念，自然一心清靜，能一心清靜，則心若止水的得定了，這就是定的境界。一個氣功鍛鍊者，有此前景，對養生助益相當大，還怕體質不會變好？還怕身體不健康嗎？

性命雙修即性功與命功要兼修。按氣功活動之形式，可分爲靜功與動功。靜功是在練功的過程中，練習「意」的修練，這個「意」指的是「神意」，即大腦的意識、精神活動，強調意念、意守和入靜，又稱謂：「性功」；動功是在練功的過程中，練習強調「氣」的鍛鍊，以培養、儲存與運行，重點在促使人體體內的精氣、

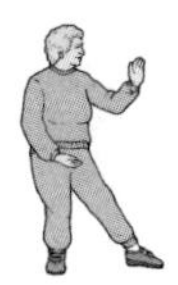

眞氣能充實旺盛，讓內氣能循經運行並加以發揮運用，又稱謂：「命功」。

不論性功與命功，雖然練法和著重點有所不同，但是他們相互之間也有密切的聯繫，所以練習氣功時，既要練氣也要練意。因爲氣是生命之根，是基礎，功是精力之源，以意起著主導作用，所以練氣功也要求性命雙修。以意導氣，意與氣相隨，如影隨形相互結合，從而鍛鍊精、氣、神，才能達到防病、治病、增強健康的目的。

三、練功的效應

練功的效應相當多，國科會早在一九八八年年初，即已在氣功對人體健康方面做了深入的探討與實驗，證實練功對人體健康有極大的改善作用。茲提出較具體的

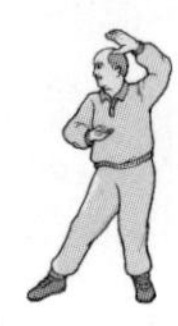

十三項作介紹。

(一)練功能改變體質，增強免疫抗體

人體的兩大免疫系統是骨髓淋巴細胞與胸腺淋巴細胞。胸腺淋巴細胞能產生抗體，抵抗病菌的入侵；骨髓淋巴細胞能針對入侵細菌之種類，產生不同抗體，以消滅細菌。這兩大免疫系統是由骨髓的增生而得，練氣功能活動脊椎，增加氧氣與營養的攝取量，致使脊髓細胞活化、增殖，因而人體免疫抗體增強，體質得到改善、強化，疾病自然治癒。

(二)練功能扶正祛邪

練功，外練筋、骨、皮，內練精、氣、神，使內氣收斂外氣罩身，即爲扶正。

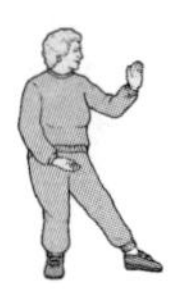

肌肉、筋骨結實，皮膚、臉色紅潤，冬天不怕冷，夏天不怕熱，風寒、暑熱不侵，是爲祛邪。透過調身、調息、調心的鍛鍊，以調整身體內外機體功能，強化精、氣、神，從而強化體質，提高對環境及疾病的抵抗力，達到防病、治病、強身的目的。

(三)練功能疏通經絡、調和氣血

中醫說：「通則不痛，痛則不通。」指的是經絡的通暢與否，而練功與經絡有密切的關係。經絡疏通則可消除疼痛，增進健康，道理即在於此。練功者體內氣機發動後，身體或手足的某些部位，往往會出現痠、麻、脹、熱、電、壓力的感覺，或覺得有一股暖流，沿著經絡路線移動，一般常出現在任脈與督脈之間循行，也有出現在帶脈、衝脈等奇經上的。這種循經感傳的現象和針灸的「得氣」相同，是爲練功內氣充足的現象，可以藉此內氣打通阻滯之經絡及氣道，以疏通經絡，調和氣

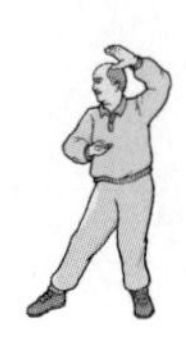

血，從而達到防治、治病、健康的目的。

(四)練功能提高神經系統的協調能力

練功之人，可以透過意念來控制神經的傳達作用，定力高者效果佳，定力差者效果亦差，而一般人未練過定力，容易受到外界現象的影響。譬如一般人在聽到一個不幸的消息時，便會立刻感覺頭腦發昏、眼睛發花、手腳冰冷、心搏加快，以致全身無力而暈厥。這是因爲不好的消息刺激神經系統，破壞其協調能力。保持平常心時，交感神經與副交感神經會維持著動態的相對平衡；聽到了壞消息時，交感神經會異常的興奮，表現出心搏加快、血壓增高、胃腸蠕動減弱的異常現象。練功有素者，運用意念提高副交感神經興奮，以抑制交感神經，改變這種異常的神經反應。

練功者可以用意念讓交感神經與副交感神經調和，讓人體處於安祥、寧靜、放

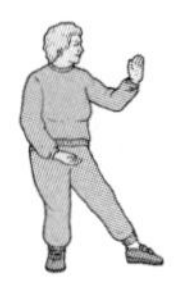

鬆、自然、愉悅的心境之下。所以一些外緣的干擾與刺激，對練功者來說，可以減低衝擊，從而進一步的調整異常的反應，也相對提高了神經系統的協調能力，增進人體健康至鉅。

(五)練功能放鬆身體和消除緊張情緒

人體的健康與精神的緊張，有密切的關係，《黃帝內經》上說：「怒傷肝、喜傷心、思傷脾、憂傷肺、恐傷腎。」所以在社會動盪不安的時代，會有許多人因緊張過度，導致憶病、精神病的發生，甚至產生厭世的念頭。在醫學上的實驗，也證明了「應激反應」狀態下，人體會出現腎上腺素分泌增加，呼吸、心搏會加快，外周血管緊張，血壓增高，血醣增多等症狀。

練功者可以讓身心隨時處於一種「鬆弛反應」狀態下，使交感神經系統的活動性減弱，腎上腺素分泌減弱，因而血管緊張程度緩解，血壓隨著下降，中樞神經就

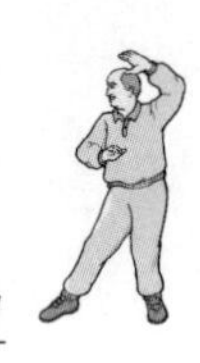

會感到輕鬆、安寧。因此練氣功能排除情緒上的干擾，降低外界的刺激反應，人體的生理及生化作用將處於最優異的狀態，可緩解大腦皮質對整體的應激反應，給予生命機體休息、修復和調整，提供最有利的契機，也直接促進身體的健康。

(六)練功能使大腦皮層產生抑制性的保護作用

瑞士瑪赫瑞大學醫科曾對氣功師的腦電波變化進行了一連串的測試，發現氣功師的腦電波頻率減少，而波幅幅度增加三倍多，這意味著氣功師的腦電波能回復到兒童時期的慢波，使衰老的生化指標發生逆轉，讓大腦各區域的波形趨向於同步，也就是說明了，氣功師的腦細胞電磁活動度高，而且有序化。

人體的情緒變化與腦電波頻率及波幅有相當密切的關係。正常人在情緒平靜時所出現的腦電波頻率是慢波，當人體生病或憂慮時，情緒會變得激昂，腦電波頻率會出現低幅快波。國科會早期曾對氣功師及一般人大腦功能的腦電圖變化做了深入

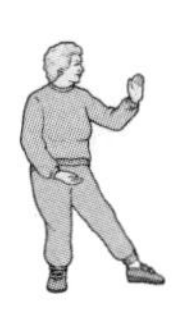

的測試，發現氣功師出現的腦電圖變化是低頻慢波，波幅比常人高三倍，而且同步性很好；未練功的平常人在清醒狀態下出現的腦電圖變化，是高頻低幅波，而且同步性差。其所測試結果與瑞士瑪赫瑞大學醫科測試結果相近。

氣功師所測出的低頻慢波，波幅高且同步性好，可以抑制過度興奮，而致機能紊亂的大腦皮層細胞，使大腦皮層細胞得到復原，爲健康的恢復創造有利的契機。因而部分中樞神經可獲得積極的休息，進一步提高中樞神經興奮和抑制的協調能力，指揮全身器官機能活動，達到防病、治病之目的。

(七)練功能降低基礎代謝和提高儲能的能力

從生理學觀點來看，交感神經興奮時，人體會表現出呼吸加快、心搏加快、骨骼肌肉緊張、血壓增高，這種反應是耗能性反應，身體的能量消耗趨向增加；相反的，交感神經抑制時，呼吸減慢、心搏減慢、骨骼肌肉放鬆、血壓趨向於正常而穩

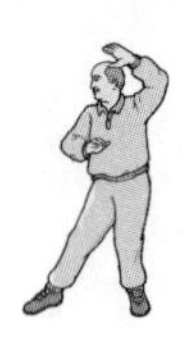

定，這種反應是儲能性反應，身體的能量消耗趨向於減少，因而人體精神、體力顯得旺盛，生命力強化。

練氣功強調的是調身、調息、調心，因而思想安靜、身體鬆弛、呼吸柔和、身心處在虛無恬靜中，有利於儲能性的反應，亦即耗氧量減少，能量代謝減少，機體組織的能量消耗減少，使得機體重新積蓄能量、積聚精力，人體精、氣、神俱足，則健康無虞，常保精神的愉悅。

(八)練功能產生氣橋原理的按摩作用

腹式呼吸（丹田呼吸）能強化橫膈膜、肛肌、腹肌、背肌、腰肌之擴張與壓縮之力，運用意念，讓氣壓在胸腹腔內產生按摩臟腑機體的作用，是爲氣橋原理。生理、生化運作正常，消化腺體分泌正常，可以提高胃腸消化功能，內分泌、肺呼吸、血液循環暢順，面色紅潤，體力精力隨之增強，也增進了健康。

(九)練功能以氣功麻醉做手術

氣功師在不接觸病人身體所發放之外氣，作用於病人的某些穴位上時，可讓病人感受到痠、麻、脹、冷、熱、重壓、電等感覺，與針灸「得氣」感相似，這是繼針灸麻醉後的一大新的嘗試。氣功師在氣功運氣基礎上，以身體勞宮穴位，發放「外氣」，當外氣離體後，輸入病人的穴位，在不使用任何麻醉藥劑亦不使用針刺下，能讓病人在手術進行中神志清醒，能講話而且不感覺到疼痛，達到麻醉、鎮靜、止痛的作用。氣功麻醉沒有麻醉藥劑的副作用及危險性，病人在手術後的康復比較快速而安全，所以病人和醫師均很滿意氣功麻醉手術。

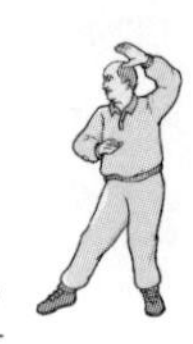

(十)練功能運氣為人療病

氣功運氣療病，具有中華民族特色，是我國醫療體育珍貴的遺產。它透過氣功師的運氣，從勞宮穴或中衝穴發放外氣，在不接觸到病人軀體的情況下，外氣能被病人某些穴位所接收，轉化爲病人的內氣，而感覺到痠、麻、脹、冷、熱、重壓、電等感覺，這種感覺與針灸「得氣」感覺相似，氣功學稱爲「得氣感」，從而達到治病的目的。

運氣療法不必接觸病人軀體或可以千里隔空遙治病人，因此近似特異功能，一般人視爲神奇。許多人對特異功能比較感興趣，也都想學習特異功能，好表現自己的才能，以此來贏得別人的讚許與尊敬，因此運氣療法比較受人歡迎。

運氣療法需要經過長年的氣功鍛鍊，先讓自身五臟六腑氣脈通暢，氣脈通暢，內氣才能充沛，內氣充沛，根源才能穩固，根源固若磐石，才可以練習發放外氣。

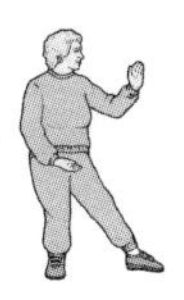

而且在練習發放外氣的時間與強度上，宜保持適中，剛開始鍛鍊外氣發放時，不要操之過急、過猛，也不可太過疲勞，一切順其自然，絕不要刻意追求氣感，功到自然渠成，否則會弄巧成拙，把身體搞垮，那就失去練功的意義了。以氣功運氣療法爲人治病也有禁忌，不能像開玩笑般，應該愼重考慮，先瞭解被醫治者之病情，作綜合研判後，再決定施治與否，若決定給予治療，應謹愼、愼重爲之，絕不可魯莽草率行之，否則治病者與被治病者雙方均會蒙受傷害。

(十一)練功能千里隔空治病

人類社會有社會信息，自然界有自然界信息，生命也有生命的信息，非生命也有非生命的信息。「信」就是信號，「息」就是消息，也就是物質存在的方式與狀態，亦即是運動的特點、信息和消息。信息是人們爲適應外界，並且讓這種適應反作用於外界的過程中，與外界進行交換的內容謂之。

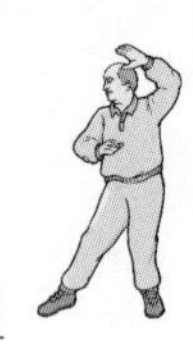

以信息的方式來治病，叫信息療法，是近年來由於氣功界的外氣發放盛行所發展出來的一種治病方法，雖然屬於氣功療法的範疇，但是氣功師經過靈學的修持後，其功力倍增，可以千里隔空治病，這已由氣功進入了靈學範疇。

運用氣功信息療法治病，即透過意念及外氣的發放爲人療病，一九八八年前後在大陸非常盛行，尤以嚴新、林厚省等氣功師爲最，在嚴新的運氣療病後，偶有大量吐血的經歷；腳底按摩創始者吳若石神父在爲嚴重病患作腳底按摩後，該夜時常無法入眠，渾身難過異常，值得從事術者深思！

㈩練功能內視、透視病體

內視又稱「返觀內照」，就是在練功中，閉合雙眼或微閉雙眼，內窺、觀想自己的身體，從某一部位或某一條經絡開始，慢慢的擴大及全身。經過長久的內景觀想鍛鍊，在集中思緒、身心虛靜狀態下，將會逐漸出現「返觀」現象，彷彿可以看到自身內氣沿著經絡路線運行，可以內視自身軀體，呈現水晶透明體狀，五臟六腑各機體均能呈現在眼前，健康部位呈透明狀，有病灶部位會呈現灰、黑、綠等色澤，功力深厚者如親眼目睹病體一般。

內視或透視他人疾病，需要有生理解剖學與病理學的素養，才能夠瞭解病灶之所在。以專業而言，病理透視比西醫之儀器檢查還正確、快速，甚至在未發生病灶前，即已能掌握病情，實爲最經濟、最先進且超乎科學的人體病理透視學。

㈢練功能得特異功能

依據美國一九七四年科學新聞報導：以色列氣功師隔空對著一塊金屬圓盤發放外氣作試驗，結果這塊金屬圓盤明顯的彎曲變形，在場的十幾位科學家都證實這項實驗的眞實性。一九七八年，瑞士瑪赫瑞大學研究中心報導：在對氣功師所做的發功實驗中，當氣功師發功時，可使身體騰空而起，是爲氣功飛行術。

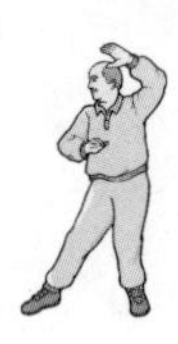

一九九四年轟動一時的美國大衛魔術表演，能將自由女神像移位，讓飛機迎面飛行而過，並未發生碰撞到自由神像；能飛越大峽谷而不墜落；能穿牆越壁萬里長城而無礙；全身鐵鏈綑綁，加上腳鐐手銬，然後將其投入玻璃的水族箱中，在數十秒鐘內，大衛竟能在衆目睽睽之下游出水族箱，這些特異功能都是千眞萬確的事實。

中國大陸知名氣功師嚴新在廣州發功，可以改變放置在北京的烈酒組成結構，變成醋或陳年酒；張寶勝能輕易的將刀叉徒手扭轉、變形或成螺管狀；能在未開封之玻璃瓶中，將瓶中藥丸一粒粒的倒出來；能在不經由大門進出，從餐廳隔牆中直接由牆壁進出，展現出穿牆越壁的功夫。張寶勝之功能，多年前作者與高雄市道益中醫診所盧醫師聊天時就談及，當時盧醫師無法接受這些觀念。一九九七年盧醫師邀同針灸名師蔡明男前往中國大陸，透過關係邀請張寶勝吃飯，在餐宴中，張寶勝表演了前述三項特異功能。蔡老師還特地將自己簽名的紙條，請張寶勝大師投入未開封的藥瓶中，張寶勝將紙條摺疊成瓶蓋大小，在搖晃間投入藥瓶中，經蔡老師打開瓶蓋，取出紙條，印證其眞實性。在親眼目睹後，大爲讚歎，並將證物帶回台灣作爲紀念，至今仍認爲不可思不可議！

以靈學觀點來看待上述各項特異功能，皆爲本體功能的展現，而非肉體功能。吾人若能瞭解靈學中的時空挪移，即三度與四度空間之轉換挪移，則不難瞭解上項特異功能之奧秘。若無靈學天人合一思想概念，任憑人之五官意識思維，確實無法解開謎題，因爲這原本即非人類肉身思維的空間，也就是以人體根本無法做到的，就算以人類過去生活習性留下之種子，亦無前例的。

四、練功的注意事項

氣功訓練有別於一般的體育運動，它不是在追求短期間內的身體激烈運動，而

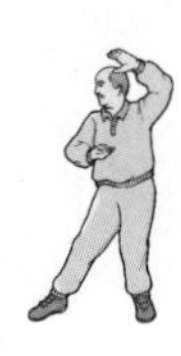

是運用意識，按照練功原理、原則，勤加練習，以增強人之意識能量，提升定力功能，來調整、改善人體的生理功能，強化人體免疫抗體的能力，讓人體體內陰陽調和，酸鹼值平衡，交感與副交感神經趨向於一致，自律神經、內分泌正常協調。

練功要先從人體最重要的五臟（心、肝、脾、肺、腎）及六腑（胃、膽、大腸、小腸、膀胱、三焦）著手。五臟六腑的健康，依賴藥物或維他命之營養素來保養，終不是治本，只要是藥物必有或多或少的副作用，況且合成物質，人體不一定能吸收，人體不能吸收，終究是禍害，故世俗常言：醫師自己不健康，醫師的兒子也大多不健康；營養師自己不營養，也養不出營養的兒女。氣功是著重在體內外運動，內部可調整人體的機體活動，也就是內練精、氣、神，外部是強化筋、骨、皮的運動。氣功是我中華民族所特有的醫療體育，是最自然、最經濟、最安全的身體自療健康法，具有民族特色與風格。

在現今的社會大衆，由於環境、飲食、空氣、水質、藥物的污染，大多不太健康，想借助練氣功來強化健康的人，一定不在少數，惟坊間氣功門派一大堆，往往

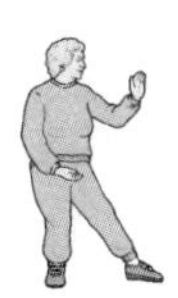

有些所謂氣功師，在自己學藝不精、醫理不通、認知不足下，提供錯誤的練功法門，誤導社會大衆，眞是罪過。在此氣功的戰國時代，特別提供正確的認知，對想藉氣功養生、想藉氣功健康的朋友，作最深入、最誠摯的說明，讓這些朋友能選擇適合自己的功法來練功，以避開無謂的傷害。作者是以三十多年的教學良知及修道精神，提供這篇「練功的注意事項」，想練功，就必須耐心讀完此篇，不想練功，讀完此篇，會讓你終身受益無窮，在人生的旅途當中，你將會減少許多錯誤的嘗試與付出痛苦代價的經驗。

(一)練功的時辰與方位

練功時遵照時辰與方位練功，可得事半功倍的效果，因爲人的生命機體來自宇宙大本體。比喻人是小磁鐵，宇宙是大磁鐵，小磁鐵必然受到大磁鐵的影響，故依循宇宙自然法則練功，必得大效益。茲分別說明五點於後：

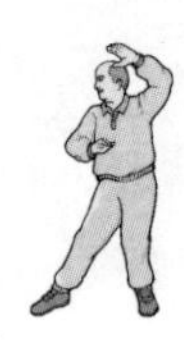

1.子時

二十三時至凌晨一時，練功時坐南方，面朝北方練功，此時氣血走在膽經。中醫理論：肝與膽互為表裡經，子時練功可強化體內疏泄功能，讓氣血運行暢達，氣機調暢，身體健康。

2.卯時

五時至七時，練功時坐西方，面朝東方練功，此時氣血走在大腸經。中醫理論：肺與大腸互為表裡經，卯時練功可以溫煦四肢百骸，維持身體正常的生理功能活動。

3.午時

十一時至十三時，練功時坐北方，面朝南方練功，此時氣血走在心經。中醫理論：心經與小腸經互為表裡經，午時練功可以練靜功，就像在充電一般，可以打通身體阻滯之氣道，下午工作時精力旺盛。但是午時不適宜練動功，午時練動功容易上火。

4.酉時

十七時至十九時，練功時坐東方，面朝西方練功，此時氣血走在腎經。中醫理論：腎與膀胱互爲表裡經，酉時練健腎神功或有關性能力的一些功法，可以治療腎虛、性無能及泌尿諸症，能健全腎氣、精氣，可固先天之本。

5.二十四節氣

每年有二十四節氣，即立春、雨水、驚蟄、春分、清明、穀雨、立夏、小滿、芒種、夏至、小暑、大暑、立秋、處暑、白露、秋分、寒露、霜降、立冬、小雪、大雪、冬至、小寒、大寒等二十四節氣，在各節氣更替之時氣最旺盛，若能把握住在節氣更替時練功，可得事半功倍之效果，值得讀者諸君一試。

(二)郊外練功注意事項

郊外野地，常有外靈隱居而修，並經常會有無法預期之情況發生，因而更應該

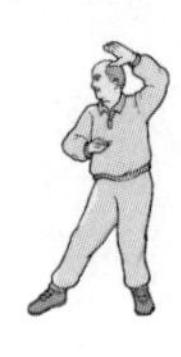

特別謹愼小心，以免無心觸犯，遭受傷害。茲分別說明四點於後：

1.在榕樹下、竹林中、墳場不適宜練功

因爲榕樹、竹林具有些微靈氣，外靈喜歡聚集、附著以吸取靈氣，增加能量；墳場之地，外靈原本就集聚於此，好似夜總會般的熱鬧，因而陰氣凝重、磁場不潔淨，不適合人的久留，更不適宜在此練功，在此練功一旦外靈入侵，容易出偏，不得不審愼。

2.在深山、大石頭上、靈氣不明、四周環境髒亂或自覺心裡不很舒坦的地方，均不適宜練功

深山是善靈潛修之地，在此練功，宜安靜不得喧嘩，以免妨礙善靈清修。開懷大叫、喧嘩，有喧賓奪主之勢，會遭善靈懲戒；大石頭內常是外靈藏身之處，在上面嬉戲或靜坐練功，常因竅門接觸而引狼入室，故不適宜練功。在有形方面，四周環境髒亂或空氣不新鮮之地，因氣氛不佳，無法安心入靜，縱然勉強練功，也不會有好效果的；有自覺心裡不很舒坦感覺時，因爲沒有安全感，易造成氣機滯留於腦

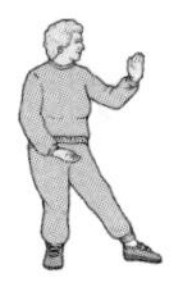

中，日後會發生頭痛、頭脹的毛病，日積月累後，會變成一種難以治療的氣功病。

3.掛一頂蚊帳，在蚊帳內練功

在郊外野地練功，蚊蟲、野蜂很多，在蚊帳內練功，防止蚊蟲等在身上爬行及野蜂或鳥獸攻擊，可收天羅地網之效，人在蚊帳裡面練功，情緒不受外界現象干擾，能夠靜心練功，功效比較好。

4.有人戒護練功

在郊外野地練功，常會有些不確定情況會發生，如毒蛇、野獸攻擊，頑皮孩子的捉弄、惡作劇。人爲的干擾、侵犯，這些突如其來的事故，當練功達於入靜時，會受到驚嚇，致使心神不寧，形成走火或入魔的困擾。爲避免上項情況發生，有人在身旁戒護，是最安心、最安全、最有效的練功法。

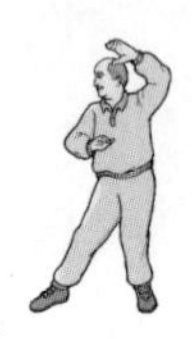

(三)室內練功注意事項

室內練功雖然沒有野外練功干擾因素那麼多，但是也應該選擇適當場地，否則出偏也相當嚴重，宜謹愼行之。玆分別說明六點於後：

1.在寺、廟、佛堂、教堂、宗祠、墓園、醫院中，都不適宜練功

因爲寺、廟、佛堂、教堂等地方都是信仰重地，外靈喜愛附著，受人膜拜，因此靈氣成分不明，容易出偏；宗祠、墓園是外靈集聚之所，磁場陰森不適宜陽人久留，在此練功外靈極易入侵；醫院中多爲病人治病之所，許多人在此往生，孤魂在此留連忘所，磁場、氣場均差，在此練功容易引進外靈，得不償失，因而忌諱在此練功。

2.橫樑下不適宜練功

橫樑下有壓迫感，在其下練功，身心會造成有形與無形的壓力，故不適宜練

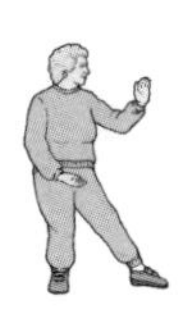

功。床位、辦公桌剛好落在橫樑下，最好還是移開的好。

3.日光燈管道下不適宜練功

因爲日光燈管像一把鋒利的鋼刀，人在垂直的鋒利鋼刀下練功，會有不祥的後果；床鋪、辦公桌的垂直上方，亦不得有日光燈管橫跨過，否則對人體會有不祥的作用。

4.明鏡前不適宜練功

明鏡在道教上用作避邪的道具，但是相對的，也會消掉人的元氣。若在明鏡前長期練功，會損耗人的元氣，再強壯的身體、再好的精神體力，不出十年亦會被消耗殆盡。同樣原理，在辦公桌四周、床鋪四周、客廳四周，不適合裝設全壁面明鏡，因爲這些地方是人體久留之地，損耗元氣至鉅，當然也不適宜練功。

5.室內練功時應移開會突發聲響的電器用具

當練功達入靜之時，門鈴、電話或鬧鐘突然大響，會受到驚嚇，驚嚇是練功的大忌。小驚爲嚇，可能數日心神不寧，可能數月心神不寧，胸口好似重石壓心，沉

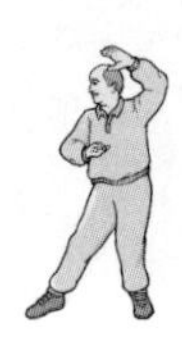

悶不樂鬱鬱寡歡；大驚爲煞，輕者數年重石壓心，厄運連連永無翻身之日，重者不出數日即會全身發黑猝然死亡。一般人在發生車禍，受到驚嚇後，身體機能開始衰退，中西醫檢查不出病因，也無法治好，身體每下愈況，此即驚嚇的後遺症。

6.室內練功應避開穿堂風

練功場地有穿堂風，練功入靜時容易感受風邪，在門板被風吹動而強烈碰撞時，人會受驚嚇。穿堂風對室內生靈有不祥之兆，應設法改善或遷離。

(四)一般注意事項

(1)練功前先排除大小便，以免練功中想解大小便。

(2)練功前不可太餓，持三分飽即可。肚子太餓精神無法集中，太飽腹脹氣滯亦無法練功。

(3)練功前應寬衣解帶，排除身上異物，讓身心輕鬆舒暢，減少意識的暫留，影

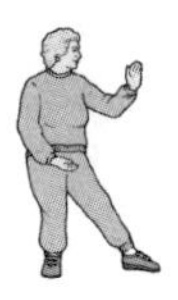

響練功功效。

(4)練功前應停止原有活動與思維，讓情緒穩定下來，情緒穩定是練功的先決條件。

(5)練功後半小時再進食並且多喝水，以濕潤機體，增加導氣、行氣之時效，有益健康。

(6)練功後半小時以後再排解大小便，勿使練功之效益因排解二便而漏失。

(7)練功後，收功之動作要確實。練功是生產，收功是收藏，辛苦練功，當然要求效益長存體內，故要確實收功，務使辛苦練功之功效基礎穩固。

(8)練功形體講求圓潤、圓融，否則容易造成氣滯，形、息、心意必須圓融一本，功效才好。

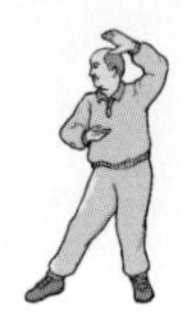

五、常用健身功法

練功常用健身功法，其種類繁多，茲提供五大練功法，其功效快速、持久，對身心健康裨益最大，作爲讀者自行練功的參考，茲分別說明於後：

(一)大小周天功法

「周天」這個名詞是古代天文的術語，是指黃道上的一個循環而言，我國道家自古即有以意引氣，意氣相結合，以打通體內任督兩脈、奇經八脈的練功法。打通任督兩脈之功法稱爲「小周天法」；打通奇經八脈之功法稱爲「大周天法」。二者合稱為「大小周天功法」。在天人合一學說中，宇宙是一個大本體，人體也可以想像成為一個小本體，小本體原本來自於這個宇宙大本體，宇宙一切生命現象皆受大本體之影響。

在練功的過程中，當內氣在丹田發動後，丹田部位會產生一股熱氣流，這時候用些微的意念，默默地將這股熱氣流引導循任督兩脈運行，稱謂「行小周天功」。

行小周天功法，具體操作如下：自然端坐或單盤坐或雙盤坐皆可，坐定之後全身放鬆，培養眞氣，以意導氣，冥想有一股氣來自宇宙虛空，吸氣時由百會穴進入身體，行經印堂、天突、膻中，游走任脈而下至丹田，閉氣五秒鐘在丹田中溫養，旋即將這股氣下壓至會陰，再提升至尾閭（長強穴），呼氣時由長強行經督脈上行至大椎穴，再推行上風府穴至百會穴，此時氣行任督兩脈一周。氣只進不出，第二口氣吸氣，仍然用意念將宇宙虛空之氣，由百會進入，再行原路徑運行，是為小周天功法。

小周天功法即練精化氣的過程，過去道家稱為「內丹術」。一般初學者要在練

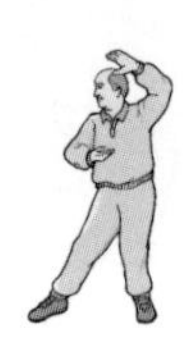

功有相當基礎、內氣比較充實之後，才能習練小周天功法。當體內氣機發動時，只要用些微之意來引導，氣即隨順在任督兩脈中運行，此刻切不可強求，否則容易出偏，沒有練功基礎之人，就像抽水機空轉，抽不到水會故障、燒燬的。當小周天習練有基礎之後，令人精氣充沛，全身異常舒服，對強身、防病、治病有一定的療效後，再練習大周天功法，如此循序漸進。

行大周天功法，具體操作如下：冥想有一股氣來自宇宙虛空，吸氣由百會穴進入，行經印堂、天突穴後，分二路走任脈兩側直下帶脈，呼氣時氣由帶脈經腰際，轉至背後腎俞穴；第二口氣吸氣時，氣由腎俞穴直上夾脊，呼氣時氣由夾脊經手臂外廉至手心勞宮穴；第三口氣吸氣時，氣由勞宮穴經手臂內廉上中府穴，呼氣時，氣由中府穴經胃經回到帶脈；第四口氣吸氣時，氣由帶脈轉到環跳穴，呼氣時，氣由環跳穴經腳外廉至腳底湧泉穴；第五口氣吸氣時，氣由湧泉穴經腳內廉上會陰穴，呼氣時，意守會陰穴；第六口氣吸氣時，氣由會陰穴走中脈，直上百會穴，呼氣時，意守百會穴；第七口氣吸氣時，重複小周天功法七次。如此即完成大周天功

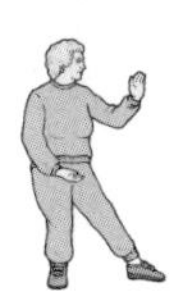

法一次，周而復始行氣，流經於奇經八脈，即陽維脈、陰維脈、陽蹻脈、陰蹻脈、帶脈、沖脈、任脈、督脈以及十二經脈：膽經、肝經、肺經、大腸經、胃經、脾經、心經、小腸經、膀胱經、腎經、心包經、三焦經間，接升降開闔，在全身各機體循環運行，具有培養眞氣、升清氣降濁氣的作用。

大周天鍛鍊有成時，在身體百會穴與丹田間，有自覺性之磁性力量，是爲大腦皮層的本能力量強化，內分泌協調而旺盛，待功夫加深時，生理機能越好，眞氣也更加充實，可充分發揮機體的潛在能量，當體內活力旺盛時免疫抗體自然強化，一般致病因素都會大減，原有的沉疴痼疾也可以大獲改善，甚至得到痊癒。若能堅持長期練功養生，可以達到身心健康、益壽延年、青春永駐之效果，此爲練氣化神的過程。

在練功的次第上，小周天是練精化氣，大周天是練氣化神，天人合一是養神還虛，來培養體內靈能，也就是把對外在的注意力，轉移到內在的氣機上，氣機和本體融合成爲「元神」，元神要合於太虛，返歸於無極，回歸於光體。這就是性命雙

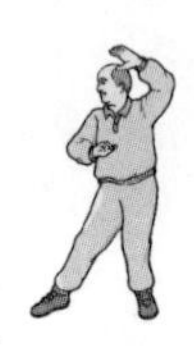

修，形神合一達到天人合一境界，以提升生命層次，這是人類練功、養生的終極目標。

(二)健腎神功功法

健腎神功淵源於道家之仙學系統——道外別傳。即把複雜的修眞理論和法則，作全面性統整，整理出一條簡易可行的方法來，讓修持者小修得小益，大修得大益，可計日見功的仙家道法。其眞諦係將自身荷爾蒙重新量產，每天能練功一刻，功行百日即可達祛病延年與防止老化的作用。

健腎神功古代稱謂「洗髓功夫」，又稱「帝王神功」，是不外傳的一門絕學，是一套「返老還童」的絕佳功夫，是古代帝王將相所專享，或只傳於有緣人，所以自古以來即爲秘傳。由於時代的變遷，社會結構不同於往昔，在古代的文化遺產中，有些秘方、秘術，在今日社會中應該交流才是，不要再有古代抱道自樂、獨善其身之偏私觀念。應將此有益社會人群之秘方、秘術，轉化為社會大眾的共同資產，為全民所共有共享！

近百年來，由於科學與西醫之昌明，從平均壽命來看似乎提高了，但是人們確實在極端痛苦與無奈的生活下，過著不健康的生命、在延長歲月。古代有很多人能享有百歲的高壽，而今日社會中，能突破百齡高壽者為數甚少，推究其原因，我國古代道家養生，著重在心性上，即從內築基，兼重精神與心性之修養。現代科學著重在物，為從外建功，只注意外在形體，而不重視內在生命之提升，兩者之間其價值差之遠矣。從近代體育家的各種活動過程中，即可證明此一哲理，世界各國的劇烈運動家、拳擊家多不長壽，像亞洲鐵人楊傳廣先生，全身是病。運動即能健康，其矛盾的存在，是運動者雖集中精神體力於肢體上的外在運動，卻疏忽了內在心靈與精神體系之涵養所致。

肉體的健康與長壽、幸福生活，為人類所共同追求的目標，也是全世界的科學家、生物學家、哲學家所共同探討的課題。生與死是人所必經的，任誰都無法逃

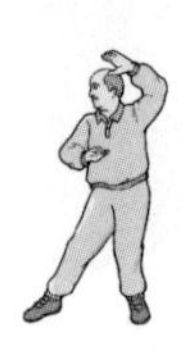

避，帝王將相、聖賢豪傑、愚魯貧弱、販夫走卒，無一能倖免，這是大自然的法則，是自然的歸宿。科學再昌明、再發達，仍然找不到長生的方法，惟有在生命的奧秘上，能有比較長生不老的無上功法——健腎神功，從內洗髓築基，讓自身荷爾蒙重新量產，將生理機能的活力徹底的激發出來，使得原本衰老、退化的機體，再度「起死回生」，發揮絕處逢生的將生理上的老化現象作有效率的剎車，使身體的每個細胞永遠保持活力，人的精神體力恆常保持在三、四十歲的精力狀態，即使年高七、八十歲，依然精力旺盛，讓你眞正的得到健康長壽、青春永駐。

一八八九年在巴黎召開的世界生物學會議中，法國科學家布拉溫歇卡爾發表了有關荷爾蒙對人體的影響，才引起世人對荷爾蒙的興趣，其報告中說：「把狗的睪丸研碎，製成浸質，然後注射到他自己的皮下，其後無論在他自己的肉體上或精神方面，均有自覺的生趣盎然，當然布拉溫歇卡爾，已經七十二歲了。」因此人工荷爾蒙的使用一向被許多中外老人做爲強壯之用，其主要因素在於自己製造荷爾蒙的工廠——睪丸，已經無法再量產了，不得不求助於「人工荷爾蒙」，但是長期借助於

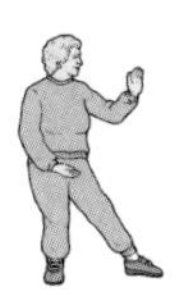

人工荷爾蒙之補助，將會導致人體荷爾蒙工廠的全面停產，則人生生活情趣就由彩色走進黑白世界。

健腎神功之原理與方法，乃是要將自己體內的荷爾蒙生產工廠——睪丸，重新開業復工，再量產分泌荷爾蒙體液，來強壯自己，強迫青春永駐，返老還童。荷爾蒙屬於內分泌腺，內分泌腺是把分泌物質直接分泌在血液中的腺體內，其分泌物就是一般所謂的荷爾蒙。當荷爾蒙進入人體血液之後，隨著血液的流動，巡迴周身，並且在體內各機體組織間發生作用。人體體內的性荷爾蒙是最先被發現的荷爾蒙，而此性荷爾蒙主要的製造工廠就是睪丸。人體由於年齡的老化，出現機能的自然退化、老化，所以老年人的陰囊均呈現鬆弛墜落的現象，這意味著荷爾蒙的製造工廠已經老舊，正在快速的退化之中。人體隨著性能力的退化，健康、精神、體力也將會快速的隨著衰退；年輕人及孩童精力旺盛者，陰囊幾乎隨時呈現往上提，附著於軀體雙股間，在活子時（二十三時至二十四時爲夜子時，二十四時至一時爲活子時）陰莖都呈現起陽狀態。

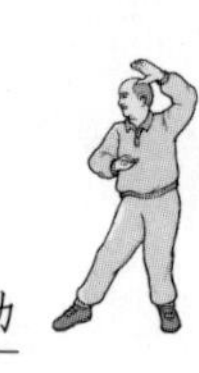

要如何才能使睪丸製造精液，重新量產，恢復年輕時的精力？練健腎神功功法是唯一的捷徑！古代君王白天日理萬機，夜間要Happy衆多嬪妃，還能悠遊自在。練健腎神功，即使活到八、九十歲，仍有能力像壯年人一般來享受人生，這就是爲什麼已練過健腎神功的老人，永遠不服老的秘訣。也讓健腎神功的學者，不必使用席捲全球、家喻戶曉的威而鋼、速爾鋼，既不怕在Happy過程中突發心臟病而猝死，及無視於體內精液的儲存量耗盡之可怕副作用，我們要的是威而康，而非威而剛，讓你能感到「有男性價值」、「有實質意義」的生活愉悅。在生理上、精神上都有潛在根本生命力的發揮，其具體成果可一眼辨別者，有如下五點：

(1)返老還童，精力旺盛：讓你的活力、精力、體力，一生都保持在四、五十歲的健康、旺盛狀態下，即使活到九十、一百歲，仍能保持活力與體力繼續Happy下去，不會有男性生理上及精神上的各種苦惱與恐懼。

(2)夫妻生活，情趣美滿：天地之大，統於陰陽；世人雖多，莫過男女。有陰陽

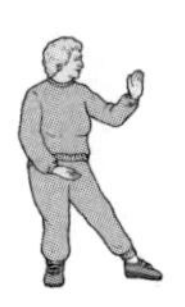

然後有變化，有男女然後有子女，男女在「夫妻之道」的運用上，讓你「如魚得水，相見歡」，讓你達到「隨心所欲，樂無窮」，讓你體會眞正精力無窮的樂趣，讓你覺得自己是雄糾糾氣昂昂的大丈夫男子漢，而且一生無憾。

(3)**隨心所欲，生男育女**：自古傳宗接代的傳統思想根深柢固，今日的工商社會，生活飲食習慣驟然改變，體質已偏向酸性，想懷孕生子，對時下的年輕夫妻已日感困難，想隨心所欲的生男育女來傳宗接代，更加困難。練過健腎神功的會員，只要隨時掌控精力的強弱，配合女性高潮的起落，就可隨心所欲的來控制生男育女，更可開懷放心的享受夫妻間生活的情趣。

(4)**易筋換骨，罡氣護身**：鍛鍊過健腎神功之後，全身各處要害有先天眞氣發動，骨髓快速增生，全身被一團氣團罩住，產生一股「護身氣功」的功力，對於外界的邪氣及打擊，能產生氣牆的護身效果，全身的筋骨自然轉弱爲強，達到「易筋洗髓」的功效，讓你一生都擁有青春的體魄，不覺時光的流逝與老之將至。

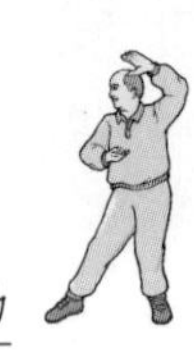

(5)祛病長壽，逍遙自在，一生健康：練過健腎神功，可啓發「先天眞氣」，流轉於任督兩脈，行走於奇經八脈，身體各種疾病也因體質的改變、免疫抗體的強化，得到自然治癒力。故有「我命在我，不在於天」的說法，比乃就「天命之可抗與壽命之可延」之哲理的最佳闡述。人生不僅一生健康，而且長命百歲，因此在練功人士的口中常說：「上壽一百二十歲，中壽一百歲，下壽八十歲。」

健腎神功功法可分爲兩部分，即煉精法及陰吊法，茲分別說明於後：

1.煉精法

具體操作有揉、拍、甩、拉四項。

(1)揉法：分全揉、側揉、上揉、下揉四種。

全揉：用右手手掌心挹住陰莖及睪丸，作圓揉運動，揉動百次。

側揉：用雙手手掌心夾住陰莖及陰囊的側面，作上下搓揉運動，揉動百次。

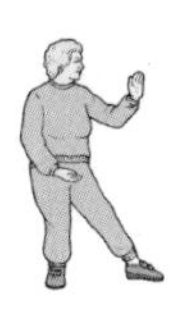

以睪丸微感痠疼爲度，不痛不癢視爲無效。

上揉：用雙手手掌心夾住陰莖兩側，上下搓揉十下，然後用右手反掌虎口，在陰莖中段按壓三至五下。再重複上式動作十次。

下揉：用右手指撥開陰莖，左右兩手手掌心夾住陰囊，上下搓揉百下。以睪丸微感痠疼爲度，不痛不癢視爲無效。

(2)拍法：上身稍微半彎腰，然後左手拉起陰莖，右手中四指併攏，由下往上拍陰囊睪丸百下。睪丸有自覺痠疼爲度，不疼不癢無效。

(3)甩法：分側甩與圓甩兩種。

側甩：用右手中指與食指夾住陰莖，作左右甩動的運動，甩動百下。

圓甩：用右手手掌指握住陰莖，作順時鐘旋轉動作百次；再作反時鐘旋轉動作百次。

(4)拉法：用左手手掌虎口向下，反掌握住陰莖與陰囊的根部，右手虎口托住左手手腕部，吸氣時提肛，雙手用力往下施力，在能忍受痠疼的程度下，閉氣

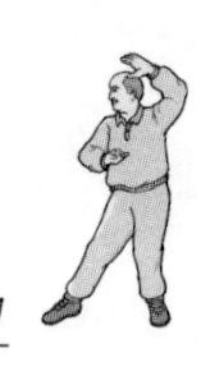

三十秒鐘。鬆手、鬆肛後，換手重複上述手法一回，重複練功四回。

行功完成後，用手指在陰囊、陰莖部位輕揉，以疏散下墜之氣，再輕揉腹股溝、小腹、腰部、腎兪及輕拍下腹部，讓全身輕鬆舒服。煉精法鍛鍊兩週之後，即可進行陰吊功的鍛鍊。

2. 陰吊法

在陰吊行功之前，先要做簡易的揉、拍、甩、拉動作，隨後再開始陰吊，具體操作如後：

(1)蹲低馬步，將絲線或絲帶綁在外腎根部，在確定切實脫落無虞後，鉤上丁鉤重錘。

(2)吸氣、提肛，腳趾抓緊地面，咬緊牙根。

(3)提起丁鉤重錘，吸氣前擺，呼氣後盪，重複擺動鍛鍊。

(4)直至外腎無法支持時，以雙手穩住丁鉤重錘，放下丁鉤重錘，除去吊帶或絲線，全身放鬆。

(5)輕揉外腎、腹股溝、小腹、腰腎部位，並輕敲丹田後全功告成。

首次鍛鍊吊功之重錘以一公斤開始，在一公斤的重錘能夠前後擺盪七、八十下後，再增加一公斤重量。如此持續行功增加重量，待重量增加至十公斤以上時，其擺動次數遞減至三十下左右。行功時以外腎無太重痠痛感，再酌增重錘重量以增加功力，最好能維持在二十公斤前後練功，效果最好，最有益健康，太重反而會造成運動傷害，不得不謹慎。

(三)五臟六腑練功法

俗云：「萬病歸脾肚，萬拳歸一路。」人體大部分的疾病皆來自肉體的五臟六腑，若能透過練功、行氣，以活絡臟腑，再加上持之以恆，每日僅花個三十分鐘，

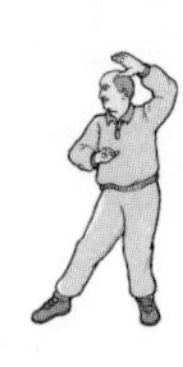

必可永保健康強身。茲依序分述如後：

1.第一式：頂天立地——鍛鍊心臟

功法：

(1)兩腳分開與肩同寬自然站立，頭微上仰，兩眼平視遠方，意守心臟，雙唇微閉，雙臂自然下垂在身體左右兩側，掌心向內，五指微微分開，全身放鬆，閉目養神十秒鐘（如圖一）。

(2)雙手臂緩緩向身體左右兩側平舉與肩同高，掌心向下，指尖向外。在雙手臂緩緩移動時，一面吸氣，一面把意念向左右無限延伸至宇宙邊。

(3)當雙手臂左右平舉與肩同高時，翻轉掌心向上，再繼續作弧狀向上，舉至頭頂百會穴上方，十指尖相對，掌心向下，距離百會穴約十公分，此時吸氣飽滿，意念將宇宙邊以上之氣場能量全部抱住（如圖二）。

(4)呼氣時雙手臂緩緩由頭頂向前下滑至面、頸、胸、腹、丹田下，掌心向下十指相對（如圖三）。然後回復原預備動作的立姿（如圖四）。在手臂緩緩下降

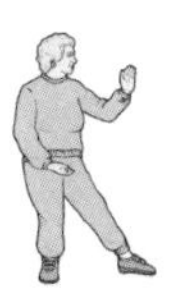

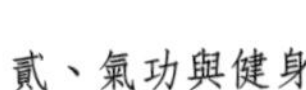

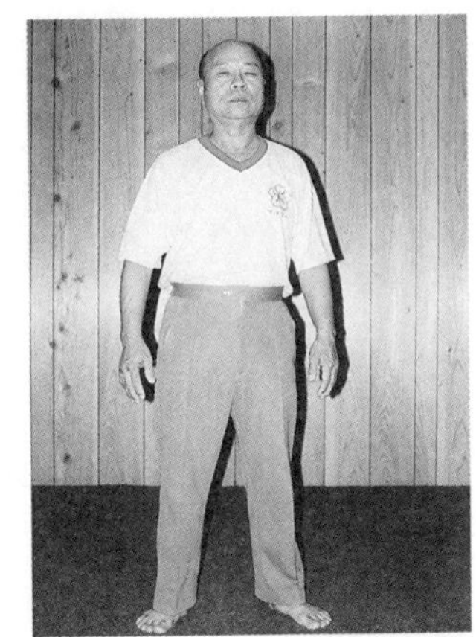

圖一

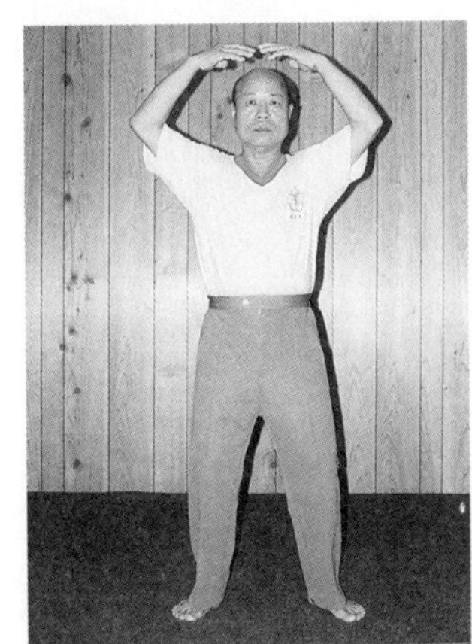

圖二

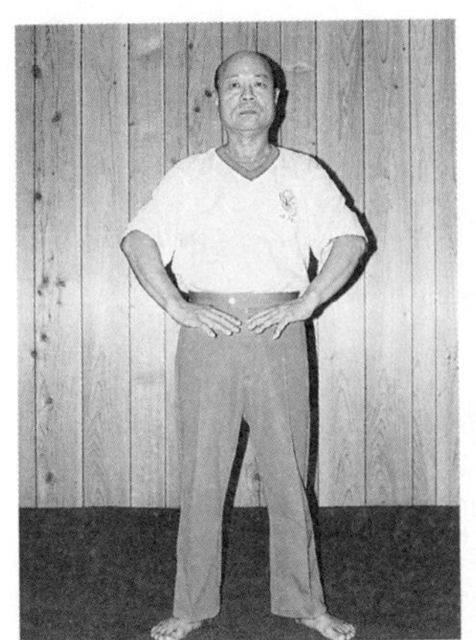

圖三

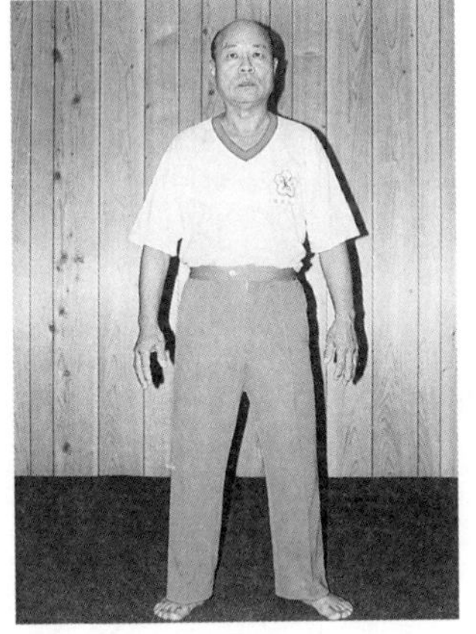

圖四

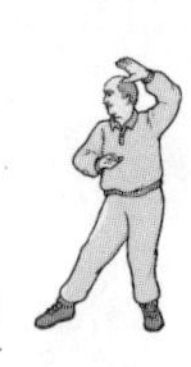

呼氣時，意念將雙手所抱之宇宙能量氣場，由百會穴灌入身體中，經心臟、中脈，隨手勢之移動直入腳底湧泉穴。在開始灌氣的二至三次，將氣灌入地下三尺，第四次以後的灌氣，灌到湧泉穴為止，以保存能量留存在體內。在身心寂靜下，全身接受此宇宙氣場之巨大能量，立刻會產生氣動。

(5)重複上式(2)(3)(4)之動作與意念，練功四十九次。

2.第二式：左右逢源——鍛鍊肝臟與脾臟

功法：

(1)兩腳分開與肩同寬自然站立，頭微微上仰，兩眼平視遠方，意守肝臟與脾臟，雙唇微閉，雙臂自然合十於胸前（如圖一），全身放鬆，閉目養神十秒鐘。

(2)雙掌在胸前，掌心摩擦四十九下（如圖二），左手掌心壓住左脾臟部位的腹肋上；右手掌心壓住右肝臟部位的腹肋上（如圖三）。

(3)吸氣時收腹，手指掌向內壓縮肝臟與脾臟部位，意念同時將肝臟與脾臟內斂

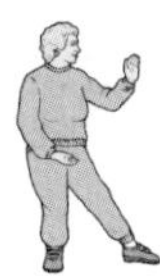

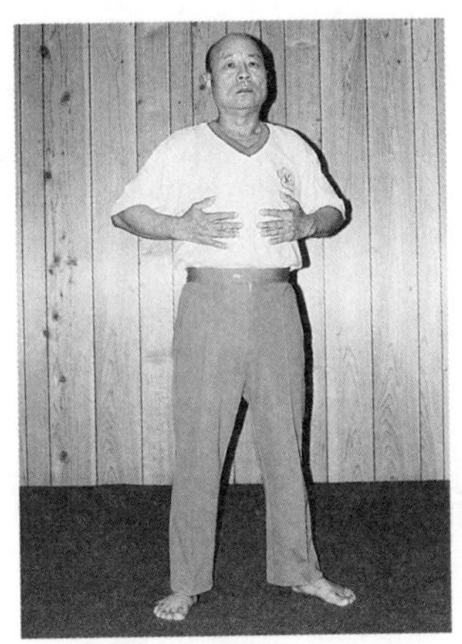

圖三

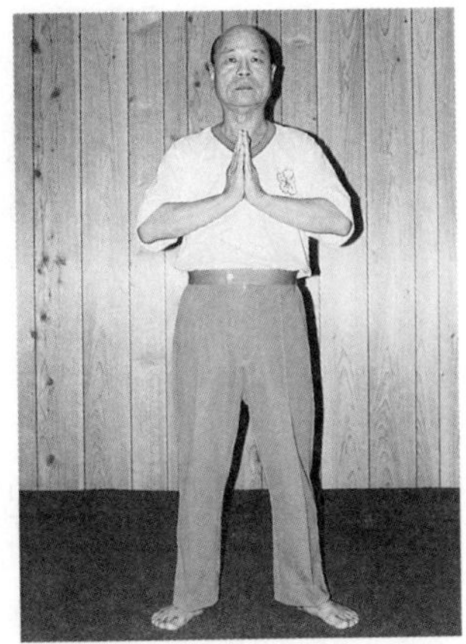

圖一

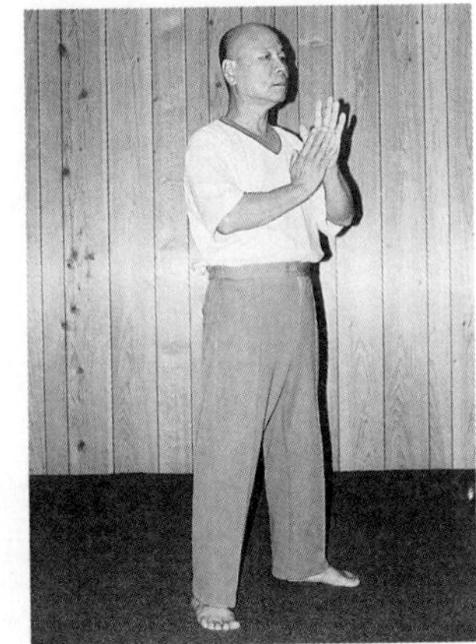

圖二

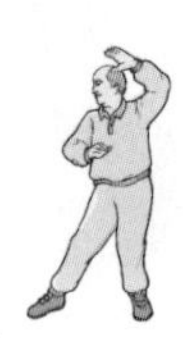

壓縮（如圖四）。

⑷呼氣時脹腹，同時雙手掌放鬆肝臟與脾臟部位的壓力，意念亦同時將肝臟與脾肝彈升擴大，以增加肝臟、脾臟的機體彈性（如圖五），讓通過肝臟與脾臟的血流量增多。

⑸重複式⑵⑶⑷的動作與意念，練功七次。

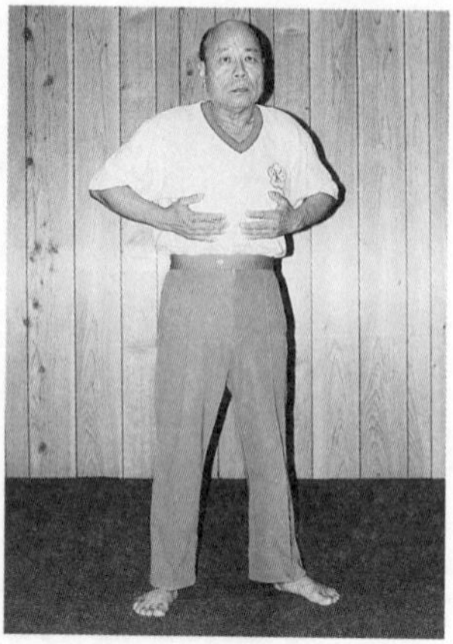

圖四

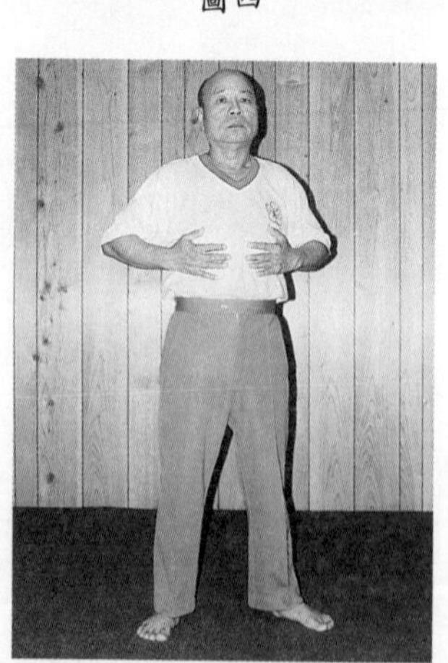

圖五

3.第三式：虛懷若谷——鍛鍊肺臟

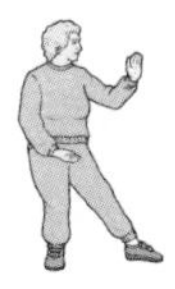

功法：

(1)兩腳分開與肩同寬自然站立，頭微微上仰，兩眼平視遠方，意守肺臟。雙唇微閉，雙臂自然下垂，放在身體左右兩側，掌心向內，五指微微分開，全身放鬆，閉目養神十秒鐘（如圖一）。

(2)吸氣縮腹，腳跟慢慢提起，雙手隨之上升至胸部，掌心向上十指尖相對（如圖二）。意念將丹田之氣提升至胸部，以充實肺活量。

(3)雙手臂再提升至兩顳左右（如圖三），一面擴胸再吸氣，一面將手掌指在耳

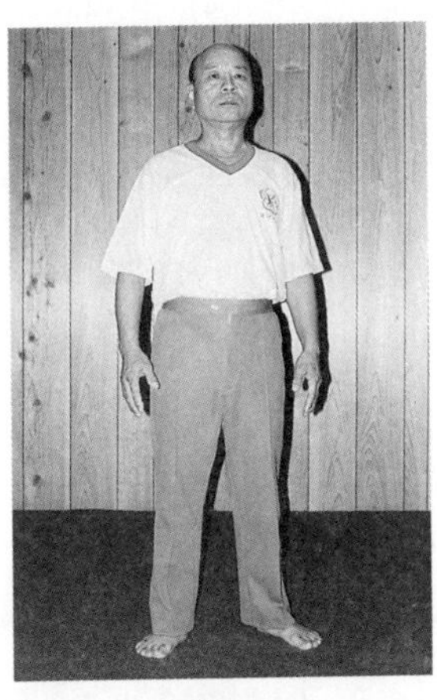

圖一

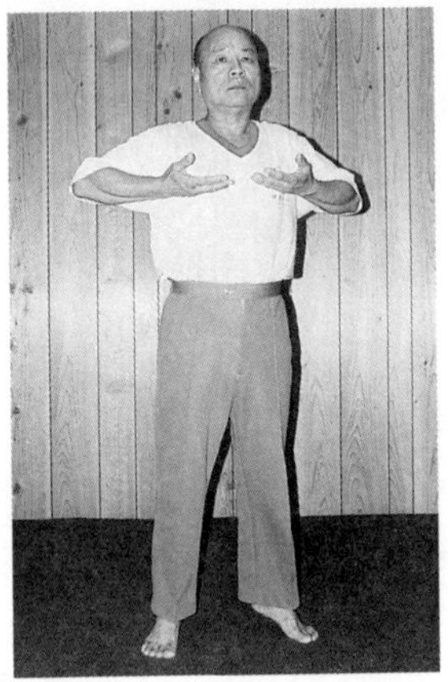

圖二

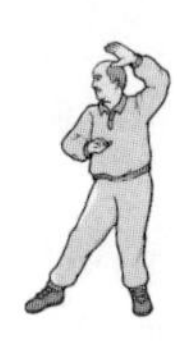

上、耳後、耳下劃弧（如圖四），則掌心翻轉向前，十指尖正對耳朵，則氣完全吸滿，也擴胸至極限。

(4)呼氣時手掌心向前，將手臂向前緩緩推出，十指尖相對，腳跟慢慢著地（如圖五），將肺部的氣以意念導引至手掌、手心、手臂，氣隨意轉，把氣全部呼出。

(5)反掌掌心向上，十指指尖向前（如圖六），雙手臂緩緩自然下垂，回至身體左右兩側，回復原來預備動作姿勢（如圖七）。

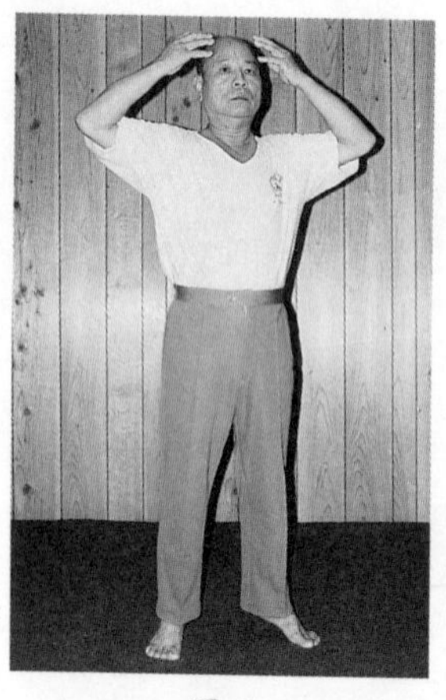

圖三

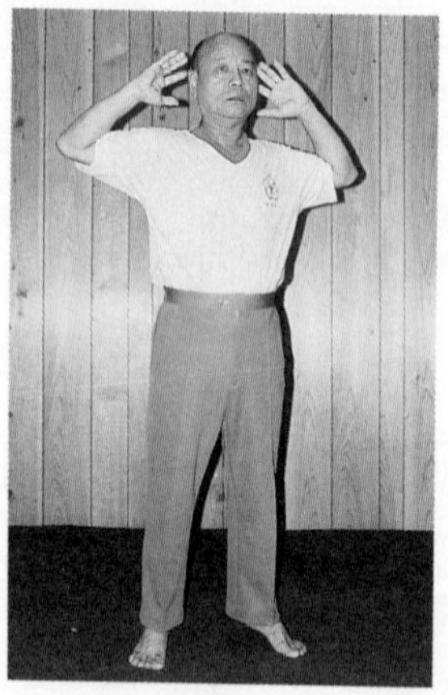

圖四

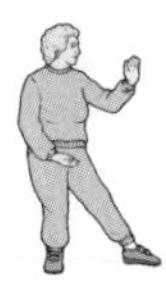

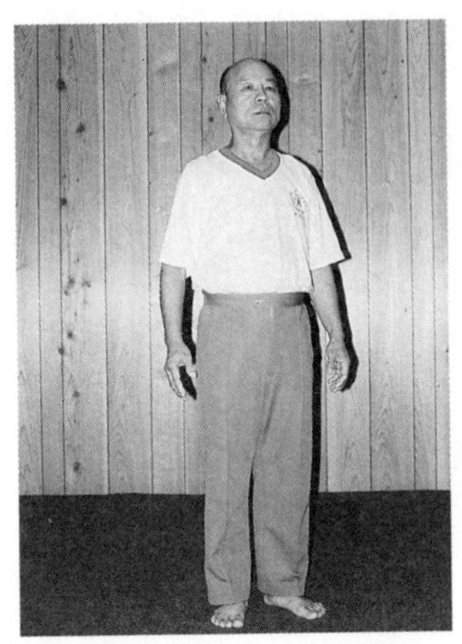
圖七

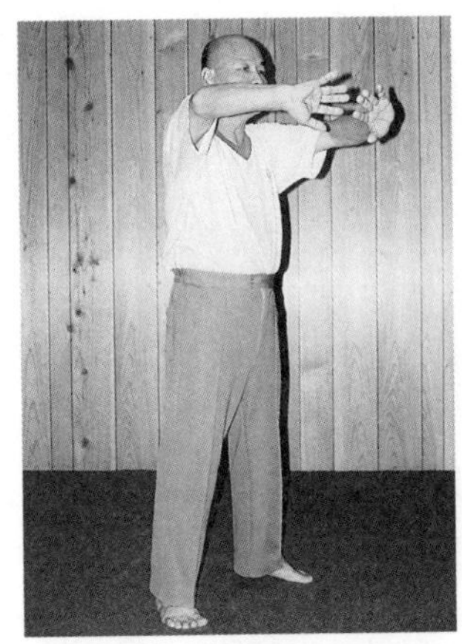
圖五

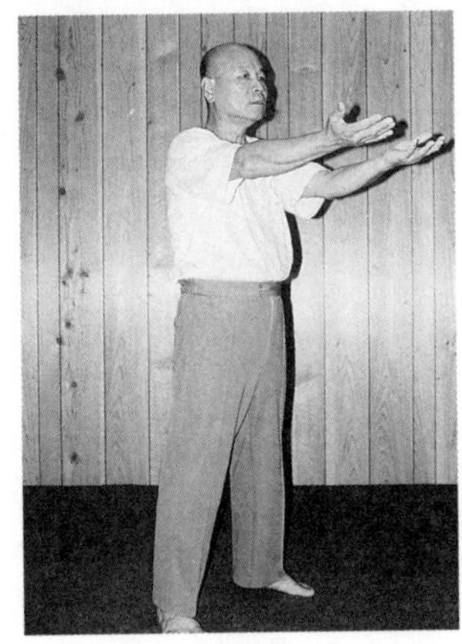
圖六

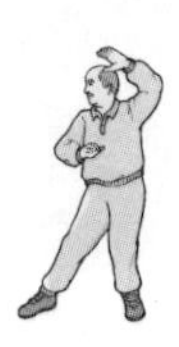

(6)重複上式(2)(3)(4)(5)的動作與意念，練功四十九次。

4.第四式：返源歸宗——鍛鍊腎臟

功法：

(1)兩腳分開與肩同寬自然站立，頭微微上仰，兩眼平視遠方，意守腎俞穴，雙唇微閉，雙臂自然反插在身體背後，手掌心壓住腎俞穴，全身放鬆，閉目養神十秒鐘（如圖一）。

(2)以雙手掌掌肌，在背後腎俞穴上，用力上下搓動摩擦，使腎俞穴部位皮膚發

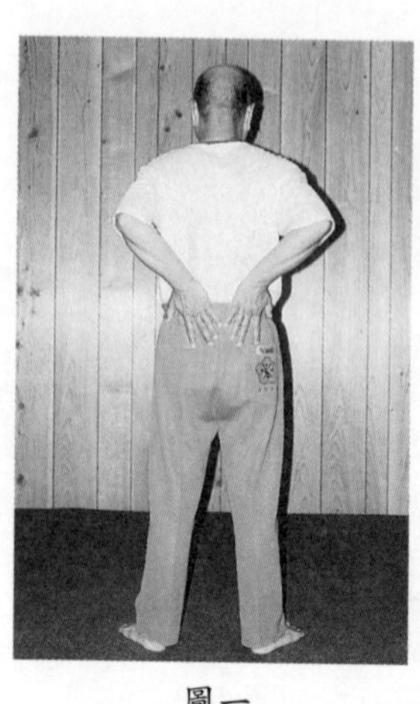

圖一

熱（如圖二），以掌心蓋住腎俞穴，掌指向下（如圖三）。

⑶吸氣提肛，意念將會陰之氣提升至腎俞；呼氣時鬆肛，意念將氣由腎俞穴推回會陰穴。提肛吸氣，鬆肛呼氣，各十次為一回合。

⑷重複上式⑵⑶的動作與意念，練功十回。

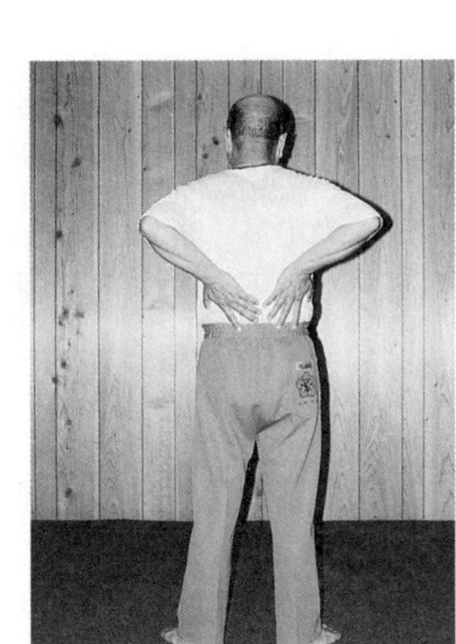
圖二

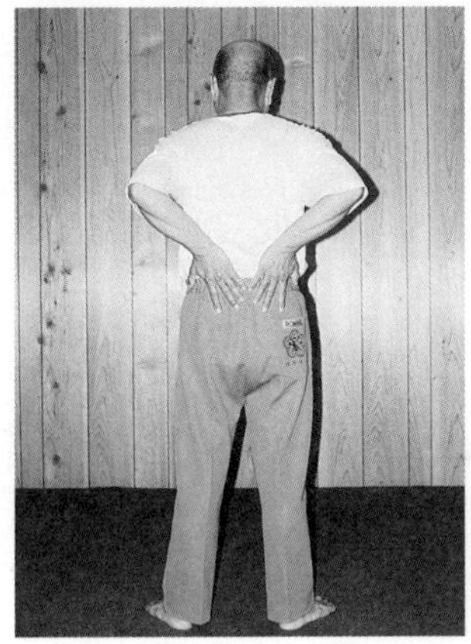
圖三

5.第五式：中流砥柱——鍛鍊胃與膽

功法：

(1)兩腳分開與肩同寬自然站立，頭微微上仰，兩眼平視遠方，意守胃與膽兩腑，雙唇微閉，雙手掌合十於胸前，全身放鬆，閉目養神十秒鐘（如圖一）。

(2)雙手掌心在胸前摩擦互搓四十九下，左手掌心在下，壓住左腹肋胃部；右手掌中三指壓住左手掌中三指指背上，掌心壓住膽腑部腹肋上（如圖二）。

(3)吸氣收腹，掌指順勢將胃脘與膽腑向內、向上壓縮，意念將胃脘與膽腑向上提升（如圖三），閉氣十秒鐘。

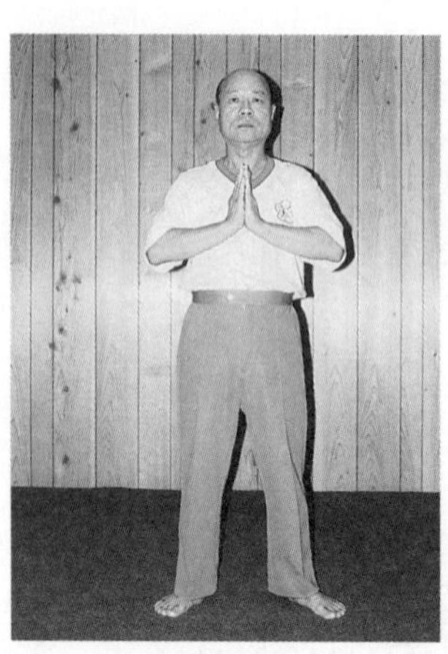

圖一

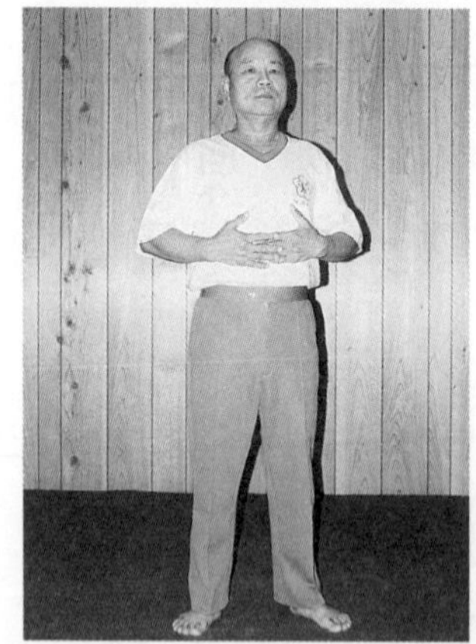

圖二

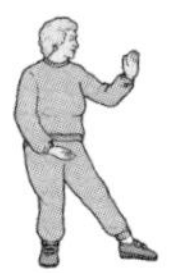

(4)呼氣脹腹，手掌順勢放鬆，全身放鬆，但要意守胃脘與膻腑（如圖四）。

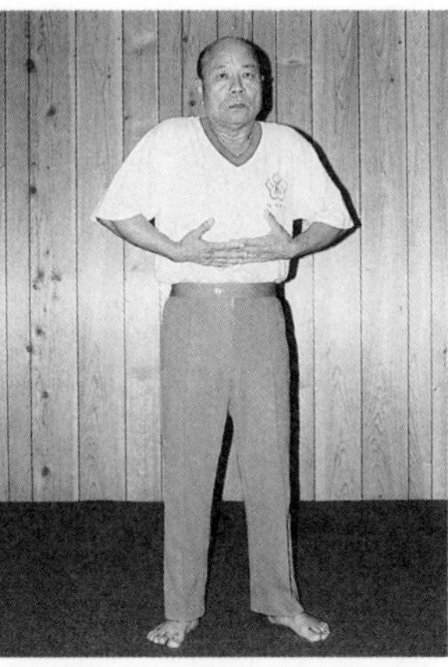

圖三

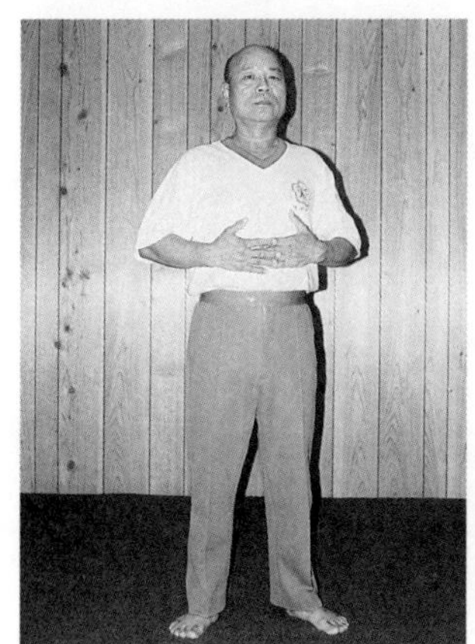

圖四

(5)重複上式(2)(3)(4)動作及意念，練功七次。

6.第六式：一元復始——練大腸與小腸

功法：

(1)兩腳分開與肩同寬自然站立，頭微微上仰，兩眼平視遠方，意守腹部中下丹田，雙唇微閉，雙臂自然下垂在身體左右兩側，掌心向內，五指微微分開

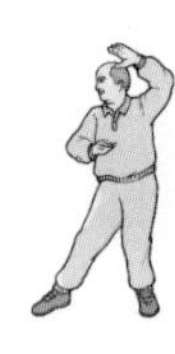

（如圖一），全身放鬆，閉目養神十秒鐘。

(2)上身向前微傾，雙肩內收，雙臂自然下垂，放在身體左右側稍前方，掌心向後，膝蓋微曲（如圖二），全身放鬆。

(3)吸氣時由巨闕穴（劍突下一寸）部位開始，內斂收縮翻轉而下，經中脘、神闕、關元穴位。肚皮凹陷翻轉，帶動大腸與小腸的蠕動（如圖三、圖四），意念將帶動氣，使大小腸翻動。

(4)呼氣時回復原預備動作姿勢（如圖五）。

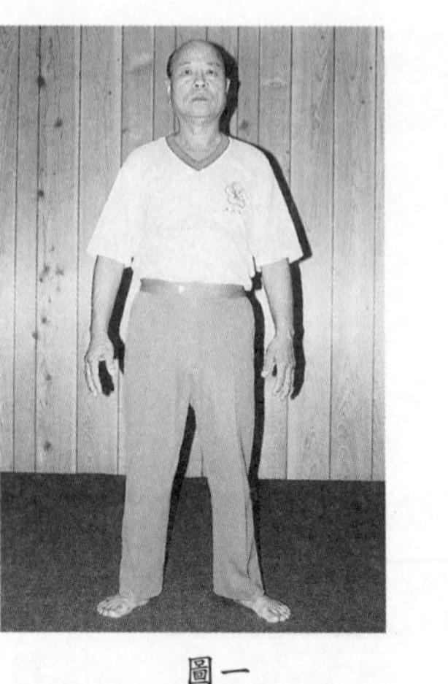

圖一

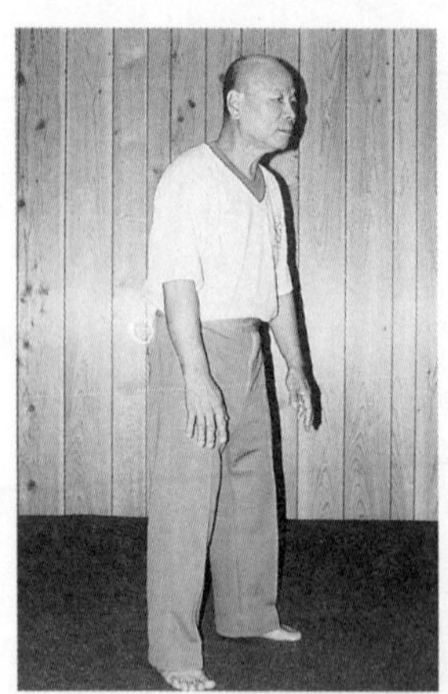

圖二

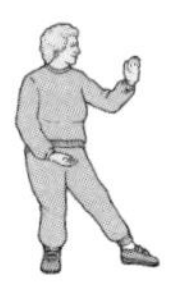

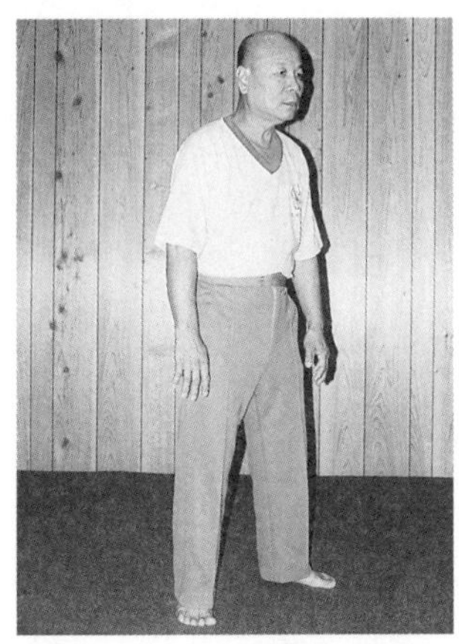

圖五

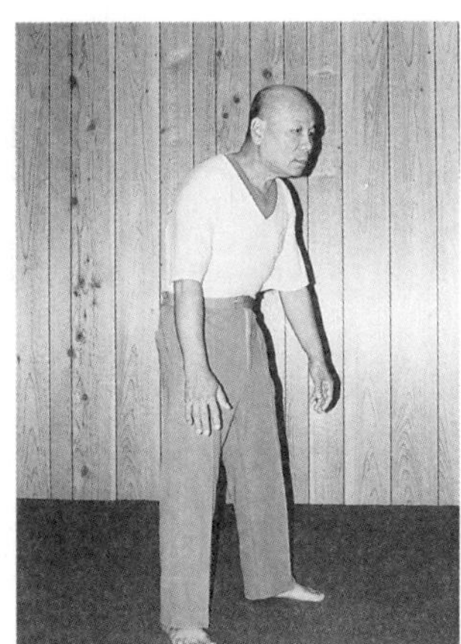

圖三

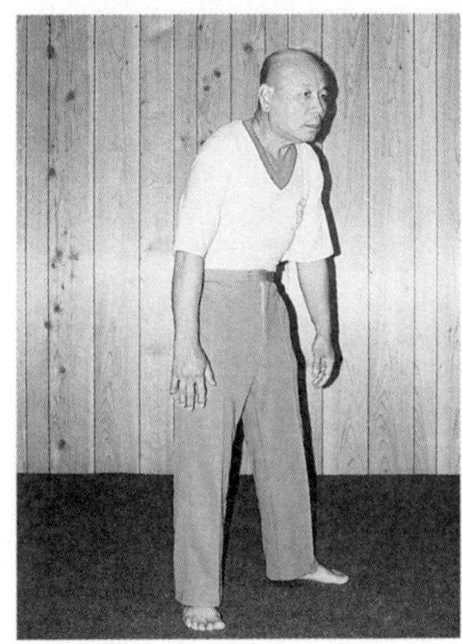

圖四

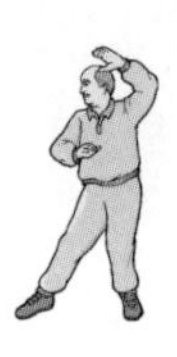

(5)重複上式(2)(3)(4)的動作及意念，練功四十九次。

7.第七式：合抱明珠——鍛鍊膀胱

功法：

(1)兩腳分開與肩同寬自然站立，頭微微上仰，兩眼平視遠方，意守膀胱，雙唇微閉，雙臂自然下垂，放在身體左右兩側，五指微微分開，掌心向內（如圖一），全身放鬆，閉目養神十秒鐘。

(2)自然呼吸，雙手空掌（半握拳），輕敲丹田，三、五十下不算少，三、五百下不算多（如圖二）。

(3)吸氣時上半身向前微傾，雙手臂緩緩由左右向外、向前作弧狀合抱（如圖三），意念隨手勢由左右地平線擴展向宇宙邊延伸，再向前成弧狀合抱宇宙氣場能量，至前方掌心向內，十指尖相對（如圖四）。

(4)呼氣時將雙手臂手掌合抱之宇宙氣場能量，由丹田灌入身體中（如圖五），在身心寂靜之下，全身接受此巨大宇宙能量，立刻產生氣動（如圖六）。

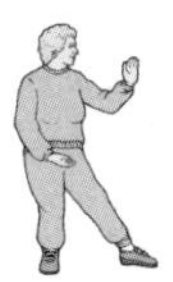

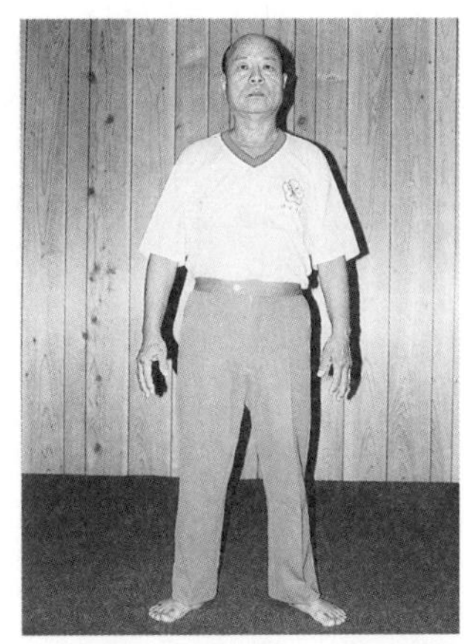

圖一

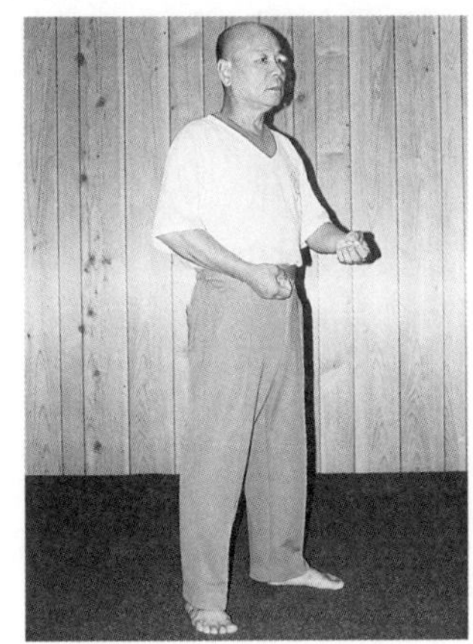

圖二

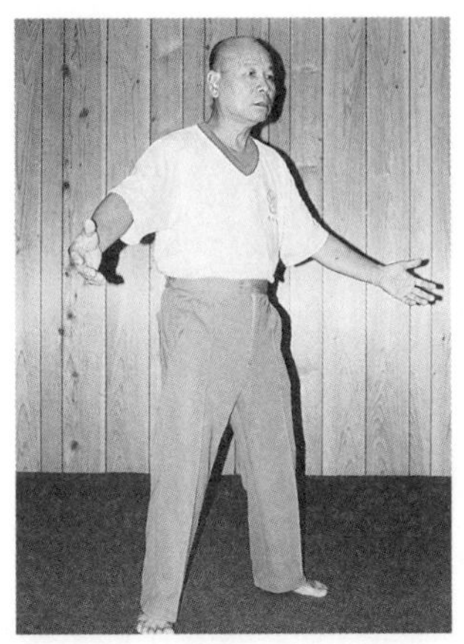

圖三

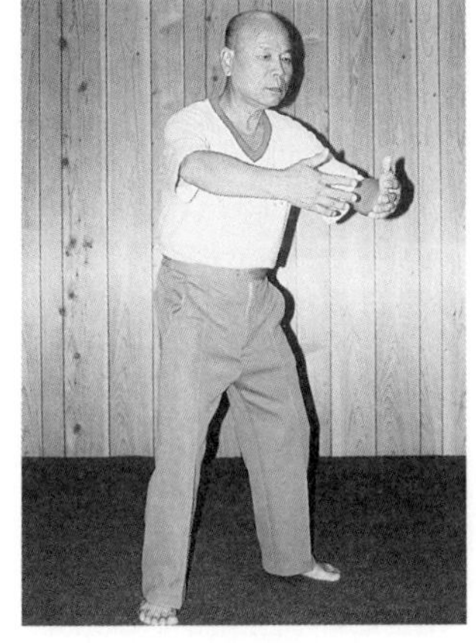

圖四

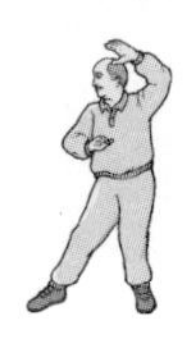

圖五

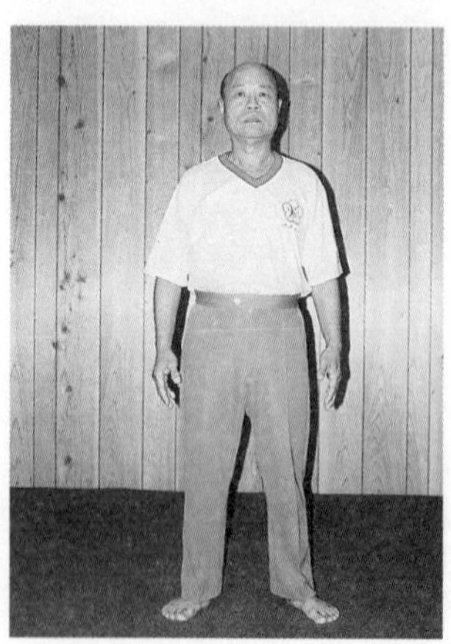

圖六

(5)重複上式(2)(3)(4)之動作及意念，練功四十九次。

8.第八式：扭轉乾坤——鍛鍊三焦

功法：

(1)兩腳分開，比肩膀稍寬，兩膝蓋微微彎曲，上半身微微後仰，兩眼平視遠方，雙唇微閉，雙臂自然下垂，放在身體左右兩側，五指微微分開，掌心向內（如圖一），全身放鬆，閉目養神十秒鐘。

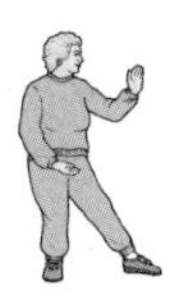

(2)呼吸自然，上半身向右扭轉時，左手臂在胸前右旋，手背打在右邊脖子上；右手臂向後左旋，手背打在左側腰腎部位（如圖二）。

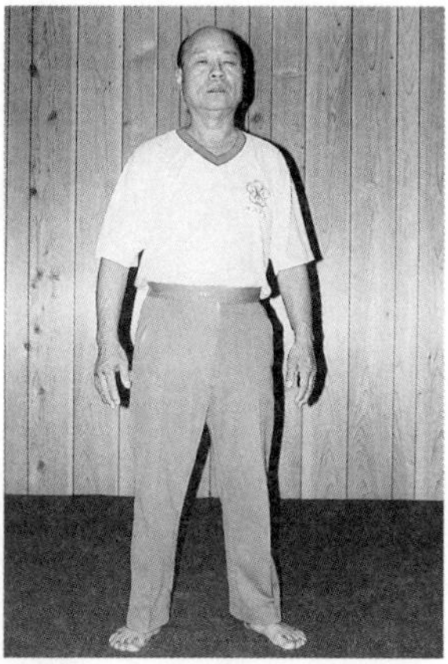

圖一

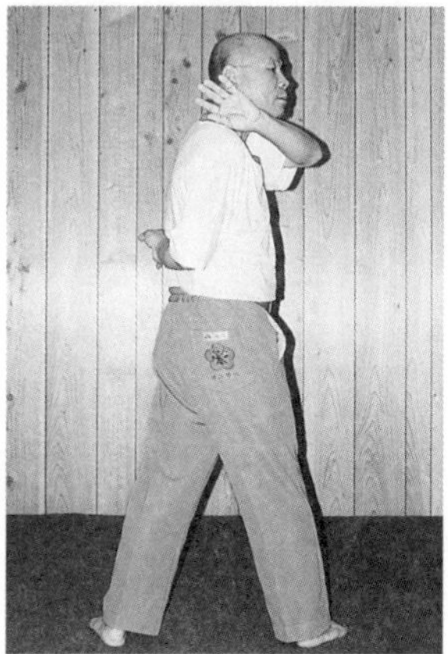

圖二

(3)接著上半身續逆向向左扭轉時，右手臂在胸前左旋，手背打在左邊脖子上；左手臂向後右旋，手背打在右側腰腎部位（如圖三）。

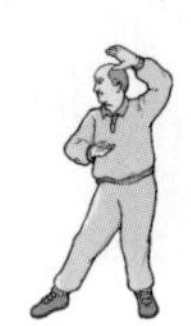

圖三

⑷練此功法，全身及四肢都要放鬆，不可用力，也不要有僵硬的感覺；在左右搖擺扭轉時，腰部以下儘量勿動。練此功法可通三焦，讓任、督兩脈之氣相接。

⑸重複上式⑵⑶⑷之動作，練功四十九次。

9.第九式：正本清源——醒腦

功理：

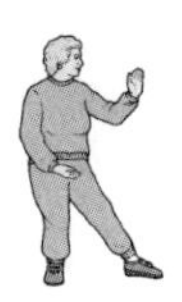

人類的情緒變化與腦波頻率、波幅有著密切的關係，正常健康的人在心情情緒平穩時，腦波出現的是慢波；而當人的心情情緒煩悶、憂慮、驚嚇或生病時，腦波出現的是低幅的快波。在神經方面，健康人的交感神經與副交感神經，在神經系統上有其自動協調的本能，所以交感神經與副交感神經是相對的平衡。但是當一聽到噩耗或發生某種疾病時，其交感神經會過度的興奮，表現爲心跳頻率加速、血壓升高、頭昏、眼花、手腳冰冷、腸胃蠕動減弱，乃至全身無力而暈厥。此時能練正本清源的醒腦功法及頂天立地的強化心臟功法，即可漸漸改善這種異常的反應，以提高副交感神經之興奮及抑制減弱交感神經之興奮，這樣神經系統便趨向於調和，可以自動控制自己的心跳頻率及高血壓、腦波、肌電、心電活動等內部機能的活動，增進人體的健康。

功法：

(1)叩齒：坐姿、立姿、跪姿均不拘，頭微下伏，雙唇微閉，兩眼微閉，雙手掌心壓住耳朵（如圖一），叩齒四十九下（殘障朋友若無法使用上式三種姿勢，

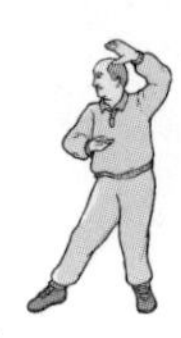

採行臥姿亦可)。

(2)鳴天鼓:坐姿、立姿、跪姿均不拘,頭微下伏,雙唇微開,兩眼內視風池穴,雙手掌心反轉壓住耳朵,掌指相對在後腦(如圖二),食指壓在風池穴上,將食指翹起,壓在中指指背上(如圖三),食指用力壓中指,順滑彈下中指緣,用以打擊風池穴(如圖四),謂之鳴天鼓,練功四十九次。

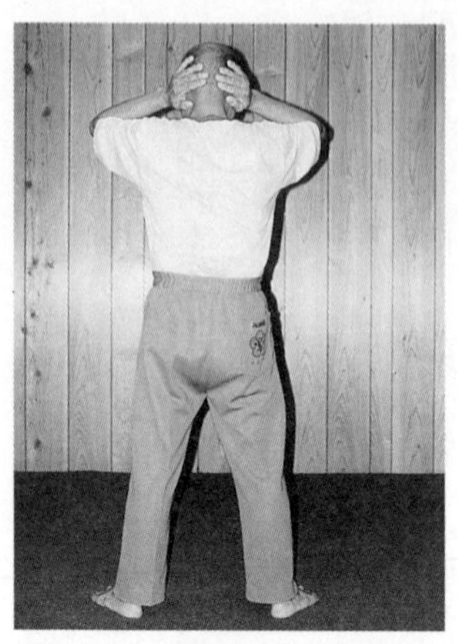

圖一

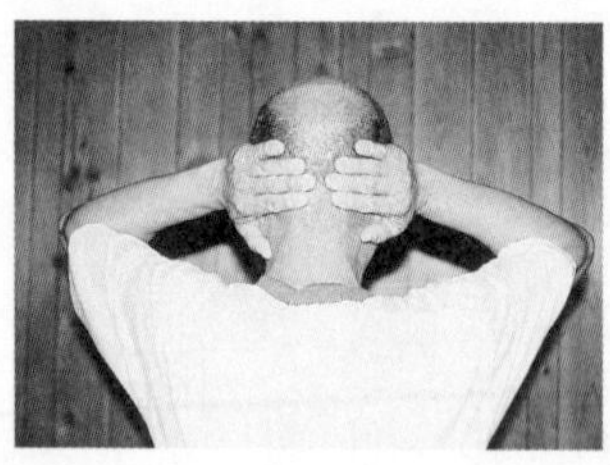

圖二

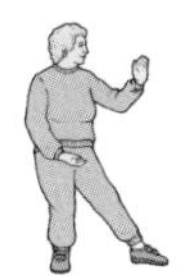

10.第十式：心性圓滿——收功

功理：

人體透過氣功的訓練，可以培育元氣，扶植正氣，增強人體的抵抗力與免疫能力；透過氣功的訓練也可以疏通經絡，調和氣血和平衡陰陽酸鹼值，提高神經系統的協調能力，所以練氣功不用服藥、不用打針，能透過自心的鍛鍊，達到防病、治病、健康長壽的目的。

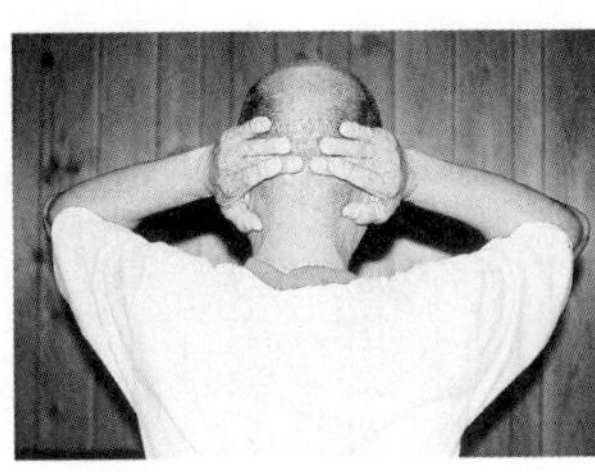

圖三

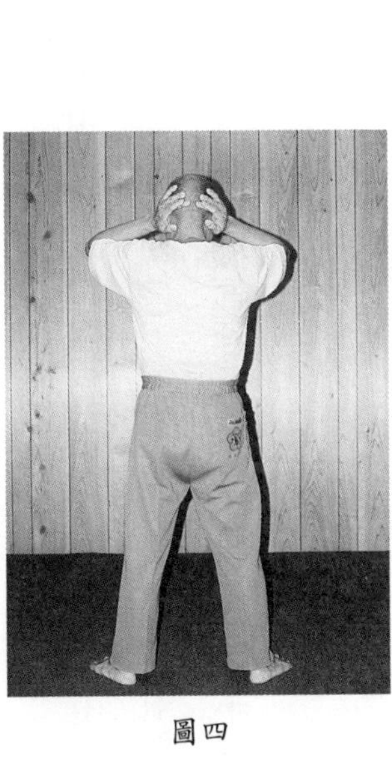

圖四

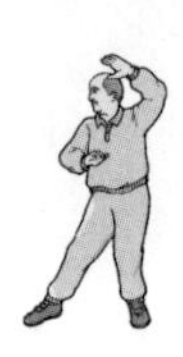

動功是生產，靜功是儲藏，只練動功不練靜功，功力不穩固；只練靜功不練動功，好像抽不到水的抽水機，永遠空轉。要做到外動而內靜，外靜而內動，相互爲用，才能相得益彰，如此收功才是動靜相結合，內外兼治。

練功也要修德，才能性命雙修，修德是練功的基本條件，一個練功者要使自己有高尚的品德，有大公無私的開闊胸懷，有利益衆生渡人濟世的心志，而且生活要恬淡虛無，清淨無爲，才能進入高度的寂靜境界，享受清靜福報，能有此心境，自然會心性圓滿。

功法：

⑴兩腳分開與肩同寬自然站立，頭微微上仰，兩眼平視遠方，意守膻中，雙唇微閉，面露微笑，雙手合十於胸前（如圖一），全身放鬆，閉目養神十秒鐘。

⑵兩手臂在腰間平伸手心向下，勿超過心臟高度（如圖二），呼氣時雙手臂往前伸（如圖三），意念將氣由丹田推向手掌心。

⑶吸氣時反掌，掌心向上（如圖四），雙手臂內收回小腹兩側（如圖五），意念

將氣由手掌心回收丹田之內。

(4)重複上式(2)(3)之動作及意念，練功七次。

(5)吸氣時上半身向右微傾，重心落在右腳上，同時抬左手及左腳，手心與腳心向外（如圖六），意念將氣由手心、腳心拉回丹田。

(6)呼氣時左手與左腳向外蹬出，意念將氣由丹田經手心與腳心排出餘氣（如圖七），身體回正到原預備動作（如圖八）。

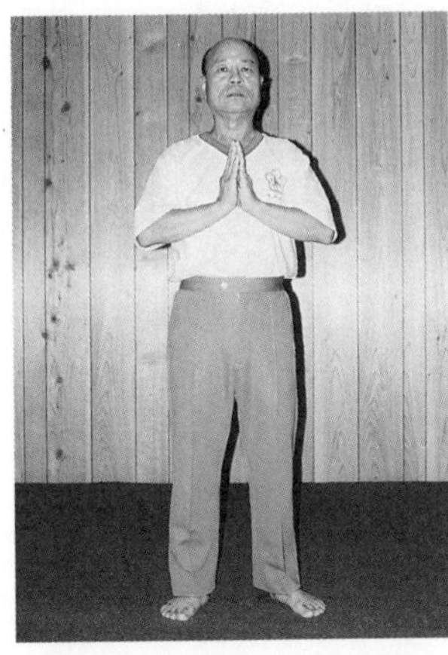
圖一

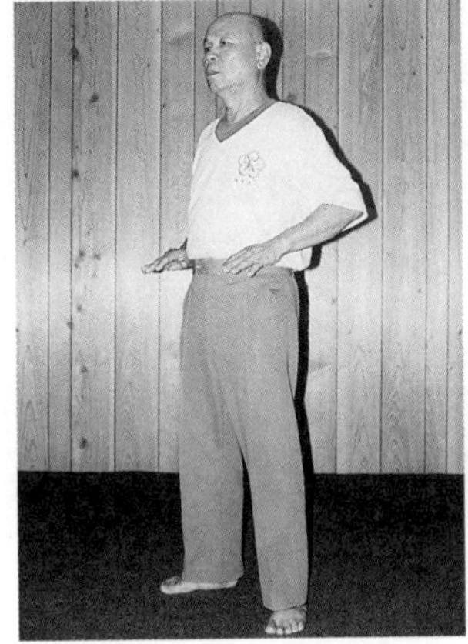
圖二

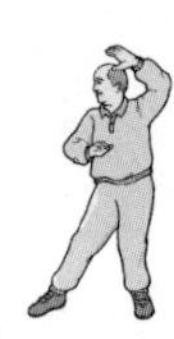

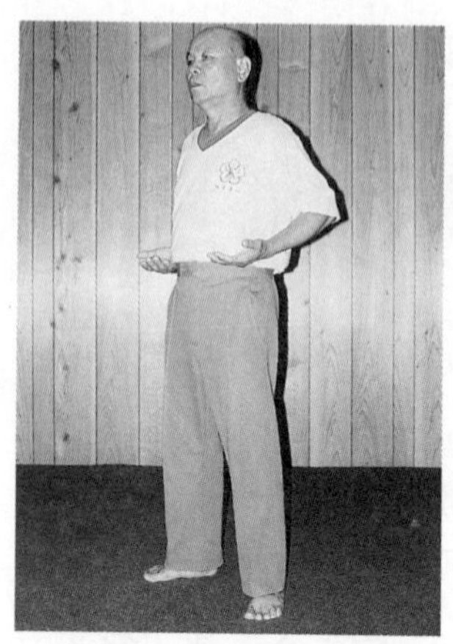

圖五

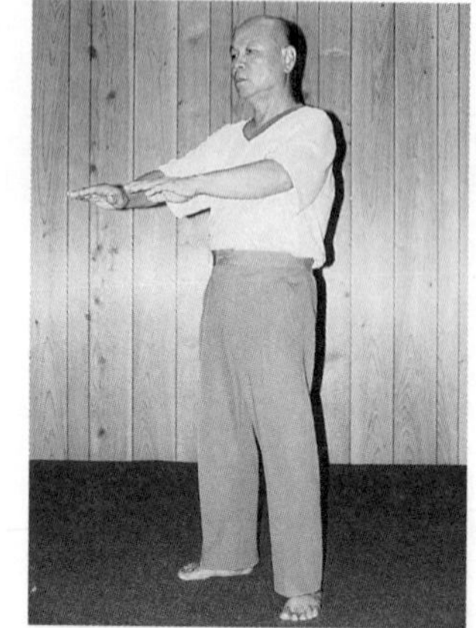

圖三

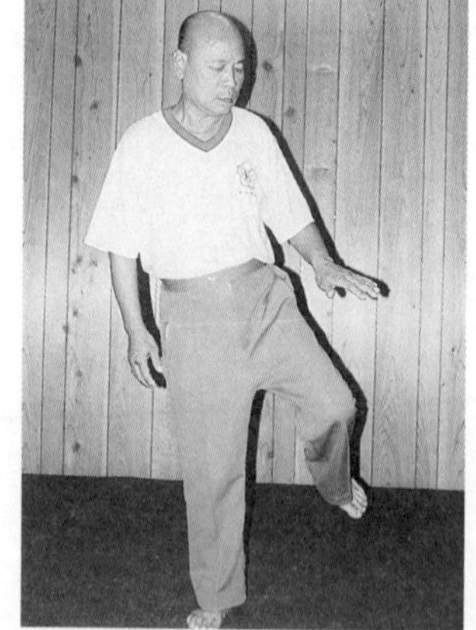

圖六

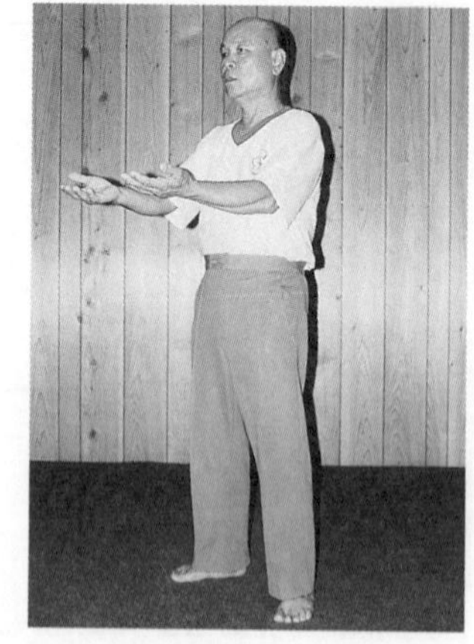

圖四

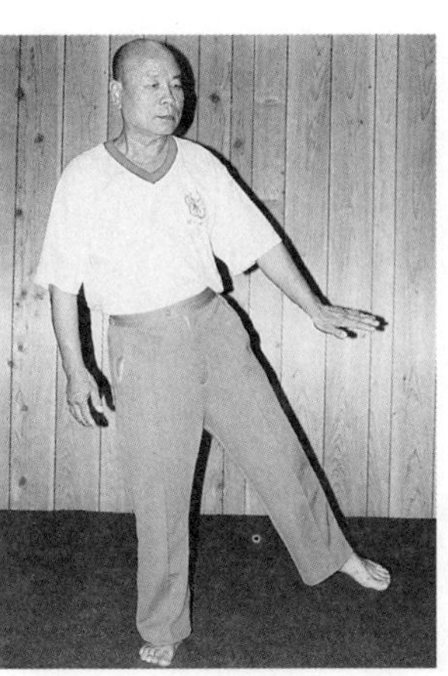
圖七

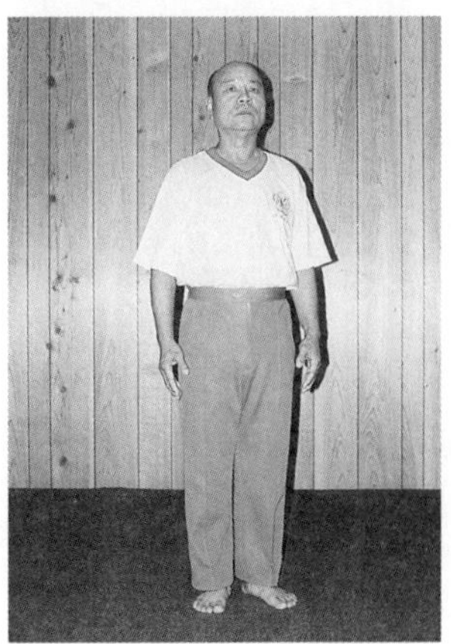
圖八

⑺吸氣時上半身向左微傾，重心落在左腳上，同時抬右手及右腳，手心與腳心向外（如圖九），意念將氣由手心與腳心拉回丹田。

⑻呼氣時右手與右腳向外蹬出，意念將氣由丹田經手心與腳心排出餘氣（如圖十），身體回正到原預備動作（如圖十一）。

⑼重複上式⑸⑹⑺⑻的動作及意念，練功七次。

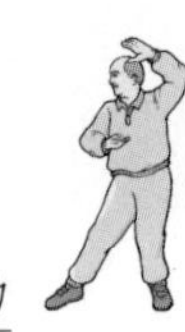

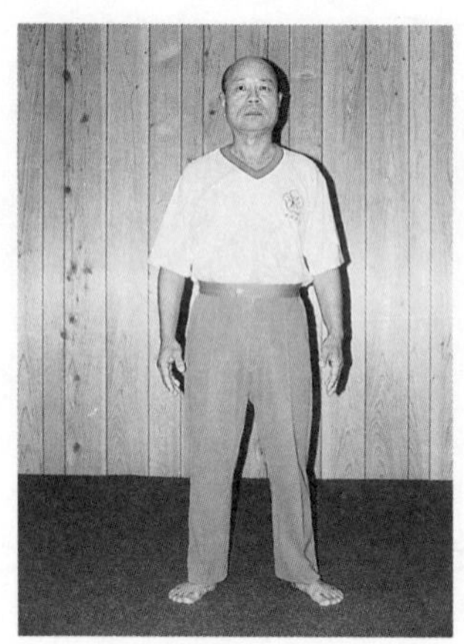

圖十一

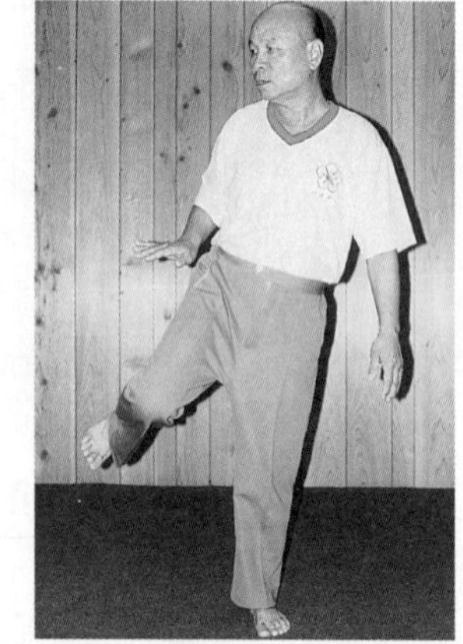

圖九

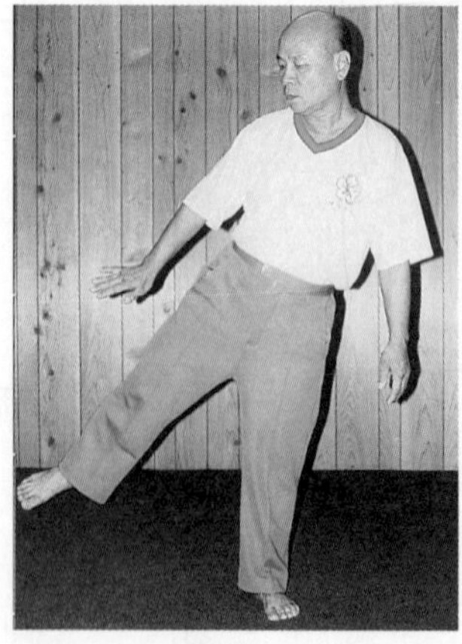

圖十

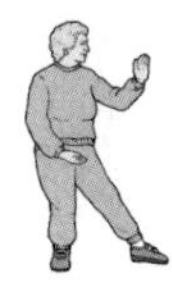

(四)自發動功功法

人的生命，是由靈魂與肉體組合而成的生命體，此生命體是一個電波頻率的電腦記憶體，祂記錄了肉身累世的生活活動行爲，揹負了肉身一切的清淨識與染識、善業與惡業，此生命機體叫「本體」，是每個人最原始的生命，是人獨一無二的生命主宰，也是人的內在神佛，道家稱爲「元神」、佛家稱爲「自性佛、眞如」、基督教稱爲「上帝、天父」、回教稱爲「眞主、眞神」；而肉體是「臭皮囊、假我」，本體即菴末羅識，是眞我，以靈學觀點，應該屬於第九識（即眼識、耳識、鼻識、舌識、身識、意識、末那識、阿賴耶識、菴末羅識），修道就是藉假修眞的修持功夫。

本體處於陰位，隱藏在內、在心中，因此佛家稱祂爲「如來藏」，即心中藏有如來，只是一般衆生迷而不知而已。在日常生活中，人用五官意識來維持食、衣、住、行、育、樂的肉體生命，因顯露在外故處於陽位。本體與肉體的五官意識互爲

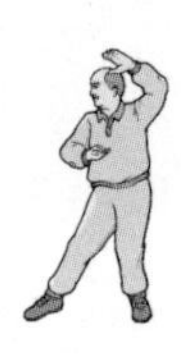

倒數，就像是蹺蹺板一樣，肉體五官意識強烈時，本體意識就隱藏在肉體的深處，而如如不動。當肉體的五官意識薄弱，甚至退卻時，人即達於入靜走入陰位，而本體即由陰位走出陽位，則本體意識就容易流露，這種現象在氣功上稱謂：「靜極生動」。在練自發動功的時候，人能退卻五官意識，達到高度的入靜，則本體會慢慢甦醒過來，開始活動，因而常在無意識的情況下，身體會自發性的動起來，或由高能量的氣功師給予觸動本體意識，也會自發性的動起來，這就是自發動功。

剛被啓動的自發動功從外觀來看，會由很輕微的肢體動作，慢慢的加大動作的幅度，由軀體的局部動作，延伸到全身性的大動作，再由猛烈的動作，慢慢的平穩、柔和下來。由原先的亂動，到有規律性、節奏性的動作，這些動作是把各人累世生活、活動行爲的紀錄，一一抖露出來，亦稱爲「靈動」。所以每個人的動作與姿勢都不會相同，雖然同一個人的自發動功啓動，但表達在不同轉世的生活習性、行爲活動時，其自發動功之動作也不會相同。如果其所表達的自發動功動作相同時，就表示此人的靈動是表達同一轉世的生活活動行爲模式。

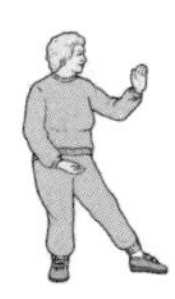

一般在自發動功動作的表達上，大都有一個共同的趨勢及可循的脈絡。若所表達的該轉世是女性時，會有舞蹈（宮舞）的動作，就算你今世是男生，對跳舞很排斥，但在自發動功的舞蹈動作，卻也很優美自在，因爲所表達的是過去世的無意識靈動，而非今世意願所控制；若所表達的該轉世是男生時，會有國術、打拳等武術動作；若今世的肉體上有宿疾時，在自發動功中，也會有自發性的給自己拍打、按摩或點穴有關經絡的治療動作；若所表達的該轉世爲動物時，也會有虎、鹿、熊、猿、鳥的形象和肢體動作，甚至還會模仿該動物的聲音；若該轉世受有嚴重的冤屈時，在自發動功中，會有嚎啕大哭或大聲咆哮，發洩心中不滿怨氣的動作；若表達該轉世是久病不癒時，在自發動功中，會有病重呻吟、哽咽聲及步履蹣跚、跌跌撞撞的倒地、抽搐而終之動作。

人的慾望永無止境，一個接著一個，眞是無底深淵，所以人是慾望的化身。有些人爲了求得富裕的生活，拚命賺錢，讓生活更享受、更奢侈，以滿足花錢的快感；看見別人出名了，自己也想出名，好受別人的尊敬，可以風風光光的炫耀自

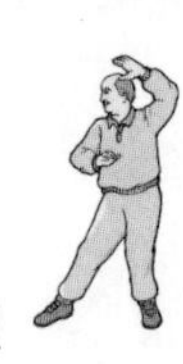

己，更可以光宗耀祖；有些人爲了讓來世多得一點福報，而出家修道遁入空門；有些人希望今生即可成佛道得永生，能破相顯性潛心修道，這些統統都是人的慾望。有些人爲達成慾望，會不擇手段，做出傷害天理、泯滅天良之事，自認爲神不知鬼不覺，其實這些恩恩怨怨就是因果。韓愈說：「舉頭三尺有神明。」此神明就是本體，故人之所做所爲，一切善惡均在本體的靈光電腦記憶之中，任誰都逃脫不掉。因爲因果隨本體轉世，所以叫做「業」。因而因果與轉世如影隨形，此因果電波是靈的世界，所以要消除因果，唯有依靠靈動功法才能消業。

當練習自發動功，靈動之時，人的五官意識要退卻，在無意識之中，瞬間就能進入氣功態中——挪移時空。在轉世的靈動中所表達出來的，就是累世的生活活動行爲記錄，每練功一次就是刷洗一次，在無意識的寂靜之中，本體一次次的流露，這就是修持的境界。當本體慢慢展現其光明體性時，人的心量自然的廣大，心性自然的圓滿，思想自然的超越，功德漸漸迴向，因果（業）也一點一點的被消除。所以要練好氣功，修德是必要的，不修德，氣功是練不到家的，不修德，身體也不可

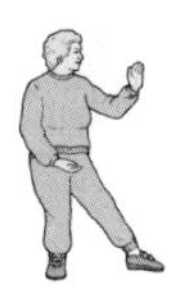

能眞正健康。

自發動功功法之操作，在啓動方面可以分二種練法：第一種是初學者的基礎功法；第二種是已具備自發動功能力者的快速啓動法。茲分別說明於後：

1.初學者基礎練功法

(1)敲丹田：自然站立，兩腳與肩同寬，舌頂上顎自然呼吸，雙手半握拳，輕敲丹田三、五十下，全身放鬆意守丹田。

(2)貫氣：兩手自然下垂，掌心向內，快速吸氣入丹田，同時兩手由外向上，再繼續作弧狀向上，舉至頭頂百會穴上方，十指尖相對，掌心向下，距百會穴約十公分，此時吸氣飽滿。呼氣時兩手緩緩由前面下滑至面、胸、丹田。以意引氣直下湧泉。重複上式貫氣動作二十次，第二十一次呼氣時掌心向下，十指併攏指尖相向，下降到丹田部位時，腳直彎腰，兩手下降至膝前下方。意念將氣灌入地下三尺，氣全部呼完。

(3)提氣：反掌掌心向上，十指尖相對，吸氣時並搥氣（意念將氣提上）慢慢直

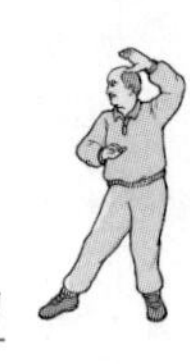

腰，同時提雙手至膻中穴時氣吸滿；反掌掌心向下時開始呼氣，雙手由膻中下降至丹田，氣全部呼完。意念隨手勢而行，提氣由丹田至膻中間，重複動作二十次。向上吸氣向下呼氣。

(4)抱氣：繼上式提氣第二十次雙手回到丹田側，由外往前往內合抱吸氣，雙手回到丹田前雙手重疊，意念將所抱之氣直灌丹田內。再次重複上式動作。抱時吸氣，向丹田壓近時呼氣，重複抱氣動作二十次。

(5)立禪：第二十次雙手回到丹田側，雙手下放到大腿兩側，自然站立。腳尖向前，十指尖向前微翹（坐腕），食指稍高，小指最平，似樓梯狀，腕關節微感張力。身體重心稍微落在五趾上，全身放鬆自然呼吸。若經歷六十分鐘尚無法啓動時，亦可改用童子拜觀音的方式，即兩手合十於胸前，意念放在雙手掌上，靜待發動。

(6)收功：自發動功結束後的收功動作。雙手半提向前伸展，手心向下。反掌時手心向上吸氣，雙手拉回到腰側；反掌手心向下，呼氣向前推出，如此前推呼氣，雙手拉回腰間吸氣。重複做到沒有氣動感覺時才停止。

(7)疏氣：自然站立，提左手抬左腳，身體斜向右邊時吸氣，繼而彈左手踢左腳時呼氣，身體回正；接著提右手抬右腳，身體斜向左邊時吸氣，繼而彈右手踢右腳時呼氣，身體回正。如此重複做三次。全部自發動功基礎法完成。

2.快速啓動功法

自然站立，雙手平舉略高於左右肩，然後原地定點快速旋轉，雙手不可以下垂，要保持水平以上。當自發動功啓動之瞬間，會有剎那間的意識轉換，約半秒鐘即有轉世的動作出現，這時人要隨氣轉，不要壓抑，很自然很輕鬆，靈動再長的時間，也沒有疲勞的感覺，這種意境只有當事者能體會，無法言傳。

收功時要切記確實做好收功的動作，否則馬虎草率收功或收功不完整時，隨時會有再啓動自發動功的現象，將影響日常生活常規，所以收功一定要確實、要完整。

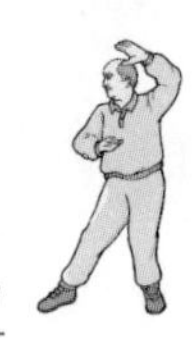

(五)靈動氣功功法

靈動氣功練功類似自發動功，惟自發動功層次較低，一般在練功啓動後，多僅限於一兩世的轉世靈動，是靈動氣功的入門，故意境不若靈動氣功來得高，靈動氣功確係失傳的絕學，作者有幸得之，願詳盡闡述，以饗讀者。

1.何謂靈動氣功？

靈動氣功是一種藉助「外靈」能量或本身的「自性靈」能量，激發出來的靈動功法，自性靈能量的靈動，又叫「轉世靈動功法」。

藉著自發動功及自性靈能量的靈動功法修練，能輕而易舉的治癒許多疑難雜症，功夫深者不但可以強身、延年益壽、青春永駐，更可修得六眼七通的神通力，藉以提升人類生命層次及生命意義，所以靈動氣功的功效妙用無窮，而且不分男女老少，不分宗教派別，不分人種國籍，人人都可學會，人人都可學成，這是一種高

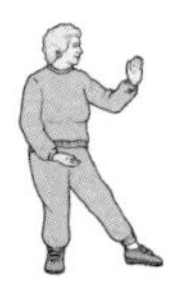

意境的修持及強身、治病無上妙法。

2. 靈動氣功之種類

靈動氣功可按附著靈氣之靈體的差別，分內外靈兩種。一種是藉助「外靈」之靈能力量而靈動者，譬如：乩童、仙童、靈媒、通靈者之靈動者是；另一種是來自本身的「自性靈」之靈能力量而靈動的，譬如：自發動功、轉世靈動功法者是。一般初學者，不論練「外靈」之靈動或練「自性靈」之靈動，大都需要藉助外力的靈氣靈能，來啓動自身靈能，然後再經由修練者靜坐、站靜及念力、定力等修持法，來啓發自性靈能及替代靈動。體內靈能一經喚醒，再經精進的練功，往往能意外的獲得天眼、天耳、他心、神足、宿命、漏盡、如意力等七種神通力。

佛家一切講求自然，因此不強求神通力，也嚴禁刻意的展現神通力，因此作者在本書中乃偏重在強身治病、修身養性的靈動氣功功法，而儘量避開七種神通力的記述。

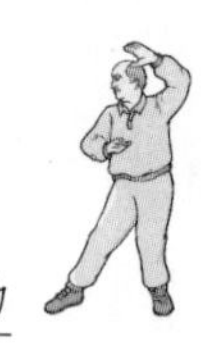

3.練靈動氣功應先喚醒自性靈！

欲修練靈動氣功，最好能找一個優秀的靈動氣功修持者，請他爲你啓靈，以喚醒自性靈，否則欲靠自力喚醒自性靈，恐得多花費經年累月的時間，有些人甚至終生無法自行啓靈。欲喚醒自性靈，必須由具有此能力者，在你的百會穴、心窩磁場、背心磁場灌入靈氣能量，藉以喚醒您原本如如不動的本體「自性靈」。這是初學者一個非常重要的步驟，也要非常嚴謹的選擇，因爲啓靈者係「外靈」靈能者，被啓靈者也大多成「外靈」靈能者，所以要修練此項功夫，不得不謹愼才是。

要學成靈動氣功，需要看學習者的因緣及與生俱來、累世修持的靈能強弱及福慧果報而定。有些人不必經由他人的啓靈，一練靈動氣功法就能靈動，甚至可以打出多世的轉世功法來；有些人需練三、五天才會靈動；有些人需時十天、一個月才會靈動；在作者同修中，有練了七、八年還無法靈動者，因其無法體會「無意識」這三個字。若經由氣功的「有意識」訓練，再體會「無意識」的自發動功入門，只要有心學習，人人都可練成靈動氣功，至少能達到強身治病、青春永駐的目的。

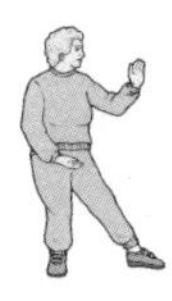

4.初練靈動氣功之靈動現象爲何？

初練靈動氣功，每個人的靈動動作都不相同，因爲靈動動作是個人累世生活模式的記憶，此記憶重新展現在現在的靈動動作中。有些人一開始就會打出各家門派的武功秘笈、拳法、功法；有些人只會手動、腳動；有些人會拍打經絡；有些人會跳舞；有些人會練高難度的瑜珈術；有些人在地上爬來爬去，並做出動物的姿態；有些人會做禮佛的儀式。各種動作雖各不相同，但是都有它的意義在，有些是累世刻骨銘心的記憶，有些是針對身體機能障礙的機體所做的治療法，因此不可輕視這些動作，病輕者甚至只要練功一次，就能將病治癒。若身體沒有什麼毛病，而且很健康的人，他在靈動氣功中會打出各式各樣的靈動氣功以強壯身心，並且會自行導氣，流露自性本體靈能。在靈動功法中，該世若是男性的話，一定會有武術功夫的靈動，動作中任何一拳一動或任何一個招式，都是有板有眼，絕不含糊的；若是女性的話，一定出現宮舞的靈動，其體態婀娜多姿，其舞步輕盈曼妙，可媲美梵唄舞姿，眞是令人讚嘆不已！

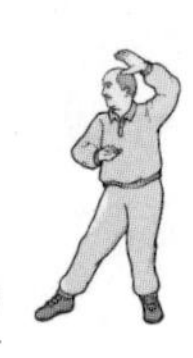

一般人練「自性靈」之靈動時，其一舉一動本身都很清楚，而且頭腦清醒，對氣感特別敏銳。但是所練的是「外靈」之靈動時，人會進入沒有知覺的無意識靈動，在靈動時所啓發的動作，他一概不知。若對靈動之動作或有所知覺，但是卻無法亦無意識能力來控制自己的動作，情況若抓狂似的，這是外靈進入練功者的軀體內，佔據練功者的意識，成爲異常人格。在這種靈動中，大都會呈現語無倫次，講一些常人所聽不懂的鳥語或講外國語言，呈現歇斯底里症狀。

5.外靈的種類知多少？

天地萬物皆具有其靈性，只是靈能強弱不同而已，因此外靈種類之多之雜可想而知。有天地浩然正氣、有日月精神精華、有山神樹精、有過世之各國人靈、有卵胎生之動物、家禽雜靈。在這些靈體中，有善靈也有惡靈，因此在修練靈動氣功時，若沒有自性靈能者在旁指導，很有可能招致惡靈的侵入，引發不必要的麻煩。不過若是練靈動氣功時，本身有所知覺，只要心正無邪，縱使是惡靈入侵，爲害力道當是有限。古語說：「道正人邪，道亦邪；道邪人正，道亦正」，是最好的註解。

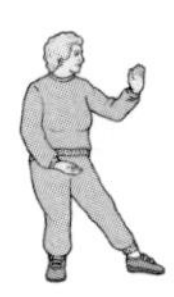

6.有自性靈的修持過程爲何？

余初涉靈動氣功時，就開始四處拜訪探求靈修者，希望能揭開心中的疑慮，結果學有「靈動氣功」經驗的人並不多，有的人說這是特異功能，有的人說這是修道，有的人說靈動會走火入魔，有的人說這是在練身。說法衆說紛紜莫衷一是。有一次在嘉義縣鹿草鄉，拜訪了一位異士，他能隔空在六尺遠，以口將燭火吹熄，亦能隔空三尺遠，以拳掌之氣熄燭火。但是此人是一屠夫，其練功採氣之過程，作者無法認同而作罷。在追求好一段時間後仍無結果，就放下探求靈動奧秘的心思，繼續以往的靜坐方式，靜心潛修心性。半年後突然自性靈能浮現，然後又開始靈動起來，越練自性靈能越活絡，這是我在無欲無求的靜心下，所得到的成果。

一九八九年年初，妹夫告訴我《靈學眞理——開天眼》這本書，我按址索驥，終於找到當時夢寐以求的「靈動大師」，繳交了五十四萬元的學費後，開始學習「轉世靈動功法」，經大師說明才知道，以前所練的功法是「自性靈」靈動功法，更結合了許老師的功法，幾經艱苦淬鍊精進，從那時起我嘗試著幫氣功班會員喚醒本體自

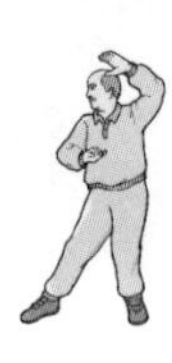

性靈，結果每個人均能在長短不一的期間內靈動起來，也都能很順利的練出「自性靈」靈動氣功，有病者可治病，無病者可強身。到目前爲止，在我幫助下練就靈動氣功者不下千人。在這追求中所得到的成果，一切均爲光體慈悲所賜。最近經李博士福登校長之提醒，我願意將此「自性靈靈動氣功法」公開傳授，讓每一個想學、要健康的人，都能脫離病痛的折磨，進而修心養性，提升生命的層次，共結善緣。

7.如何修練靈動氣功功法？

在喚醒自性靈後，修練者應找一個清靜、地靈佳而且較寬敞的場所來練功。場地的選擇室內外均可，但是初練者以室內爲宜，室內地板應佈置海綿底，上敷地毯爲佳，避免因靈動跌倒而受傷。修練者衣著應以寬鬆舒適爲宜，切忌穿過緊或過小的衣服。練功姿勢，立姿、坐姿、臥姿均可，但依自身身體狀況而定，以感覺最輕鬆、最舒適爲原則。如果是站立姿勢，兩腳自然分開，雙手合十於胸前，兩眼微閉。如果是傷殘朋友，連坐都成問題時，可用臥姿。在各種姿勢中，以站立姿勢最合適練功，練功姿勢取定後，應儘量去掉心中雜念，不去想任何的事物，全身呈現

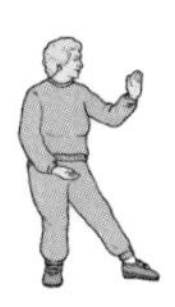

空、鬆、靜、定的狀態，這樣才容易喚醒自性靈，只要心能定下來，靈氣就會浮現，靈氣一浮現，靈動現象馬上產生。

當靈動一開始，有的人會前後擺動或左右晃動，有的人會打轉，有的人會跳舞，有的人會打拳，有的人會倒地呻吟，有的人會練瑜伽術，有的人會跪拜禮佛，有的人會四肢落地，像動物一樣爬行，不管靈動時打出什麼動作，你都不要去抗拒，也不要加重意識，誇大動作，一切聽任氣的自然流露就好，但是也不要輕視這些動作，它的每一個動作，都是針對你身體的健康狀況而練的。

有些人當靈動一開始，會懷疑是否自己站不穩或者同一姿勢擺太久，感覺要換姿勢的自然反應，或者身體太疲勞而顫抖，不相信這是靈動的開始而加以抗拒，若有這種想法，那你的靈動功法永遠練不出來。要想練出靈動氣功，只要一切順其自然的流露，不管任何原因的姿勢改變或動作越來越大，越動越快，招式越來越多變化，一切的一切聽順靈氣的自然流露，有此心理準備，靈動功法已初步成功了。

前面說過，有些人一練就會靈動，有些人需時較長，不過只要有信心，跟對教

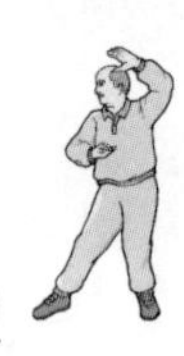

練練功，一定會靈動的。如果站靜三十分鐘或一小時，仍沒有靈動跡象時，可以先坐下來休息片刻，然後再繼續站靜，必要時教練加一把勁，自性靈一甦醒，便靈動起來了，那一輩子將受用無窮。

8. 初練靈動氣功後的身體狀況與反應如何？

絕大多數的人，一練靈動氣功，通常能立即感覺，身體輕鬆舒暢，健康情況大獲改善。但也有極少數的人，有異常的發汗、發癢、發熱、發冷、發抖、痠疼、放屁甚至嘔吐等情形發生，遇到這種現象不必擔心，這些都是氣機發動所造成的宿疾啓發，這些宿疾越早啓發越好，在功程的反應中，再持續練功很快異狀就會消失，而獲得健康。

倒是在練靈動氣功一段時日後，往往會產生各種幻象，譬如：見到自己年輕的形相、見到神佛鬼怪或看到天堂、地獄，或耳聞笙歌梵樂、厲鬼慘叫聲等等，看到這些切記勿起恐懼之心，就好像觀看一場電影一般，讓其像流水般的過去，境界自然會再提升。氣功是靈修的入門，若能再勤加練習，進入更深一層之靈修，則生命

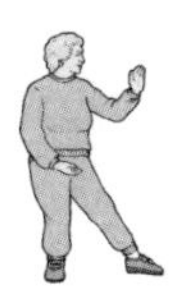

層次之提升，才是我們人生所追求的目標。

9.如何更進一步修練靈動氣功？

靠外力來喚醒「自性靈」是靈動氣功的入門初步，必須再進一步啓發、靈動，以顯發自性靈能，直至自性靈能靈氣能圓融無礙的自由出離，只要功夫到家，各種神通力自然會湧現，這些神通功能是修道者通神前的自然副產品，非修道目的，所以切忌強求，應聽任自然就好。

修自性靈能也有個秘訣，那就是要一切都隨緣，切勿急進或強求，在修持的過程中，也要發菩提心，盡力行善，若能發大願行、大善心，心性才能圓滿，一切該得的自然會得到，一樣也少不了。修得了天眼通，一切與人有關的事物，不管是已發生的、尚未發生的，甚至天地精神，亦能瞧得一清二楚，揭開宇宙生命之神秘面紗。

10.強化腎臟是靈修築基的基礎！

一個有疾病的人練靈動氣功時，本能的會拍打經絡及氣衝病灶，以保養身體爲

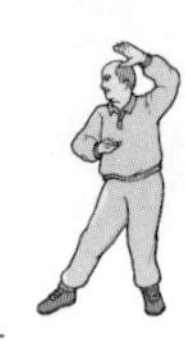

先，等病治癒後，才能在功力上有所進展。若是健康者，在練靈動氣功時，一開始氣機很容易發動，本能的會以靈修導氣爲主。因此在修行境界的提升及次第的進展方面，健康者要比有病者來得快速而有效。靈修導氣也有一定的程序，由五臟六腑開始，再往上啓發鍛鍊。腎氣爲生命之宗源，故從腎臟開始發動，接著是副腎、胰臟、肝臟、心臟、甲狀腺、松果體等，這些學說源自於佛教密宗及瑜伽學說，不但深具學術性且與現代生理醫學相符合。

人類的生理作用，腎臟是開發性腺器官、具產生充沛精力的機體，是生命之源。從醫學上講，腎臟機能要健全，才能有健康的身體，因爲腎臟是生物生理的原動力，因此鍛鍊此部位可精力充沛，如果我們善練靈動氣功，可藉此能量再開發其他機體部位，這就是道家所說的「練精化氣、練氣化神、養神還虛」之道。因此想靈修練氣者，平時一定要注意保養腎臟，儘量減少損精情事發生，以提高練功的效果。

我的自性靈靈動已能隨意念而浮現，這是我練靈動氣功，加上靜坐、靜光、念

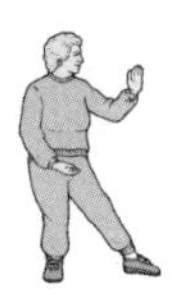

光、憶光，於無欲無求中所得到的。茲簡單的介紹靜坐的基本方法，希望已能初步領悟靈動者，能夠百尺竿頭更進一步，早日修得更高的境界，一旦自性本體顯發，即能自救救人、同渡極樂。

11. 靜坐方法入門

靜坐的方法著重在靜心、止念、回歸的無爲法，有正本清源、返源歸宗之涵義，所以和一般練氣功、道功者，不完全相同。

靜坐的場地以室內爲宜，但功夫深者則不拘限制，有些人專門在深山靈地靜坐，以吸取天地靈氣的修爲法。但是外靈常在深山清修，初學者功力尙淺，不便前往打擾爲妙。靜坐切勿當風而坐，穿堂風更應避免，衣著力求寬鬆舒暢爲宜，因靜坐時全身毛細孔張開，肩關節、膝關節最好能披浴巾或穿長衣長褲，避免風寒侵襲。

靜坐姿勢可分爲單盤坐、雙盤坐及自然坐三種，其姿勢可隨個人情況自由選擇。有些人特別鍾愛跪坐，也是不錯的選擇。靜坐時兩手掌心向上，左下右上相疊

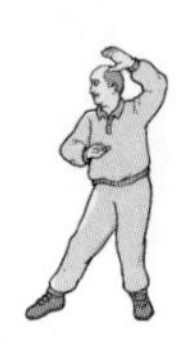

置於丹田前，雙手大拇指相接，舌頭微舔上顎，以守住精氣，讓任督二脈接通，左右兩側氣能對流。臀部坐位應比腿部稍高些，前傾的上半身將會自然挺直腰桿，不至於彎腰駝背，可方便久坐。下頷微收輕壓頸部動脈，容易入靜。眼睛微閉內視印堂，一切以自然舒適為度。

靜坐時間長短不必強求，可視個人情況自由調節，時日久了靜的功夫深了，時間自然會慢慢拉長。兩眼微閉但不可昏睡，呼吸的調節不疾不徐，即可靜心止念。要靜心止念其方法雖多，但確是靜坐的第一要素，茲介紹四種方法供作參考：

(1)**數息法**：在心中默數自己之呼吸，以一呼一吸為一數，從一至十，週而復始全神貫注，當能入靜。

(2)**默唸聖號**：拋開身旁一切雜念，意念專注於心中之默唸。可默唸你所信仰之天主、基督、阿拉、神佛之聖主名號，不疾不徐，久而久之自可靜心止念。

(3)**內觀法**：對著我們全身，有系統的從頭到腳，然後再從腳到頭，移動注意

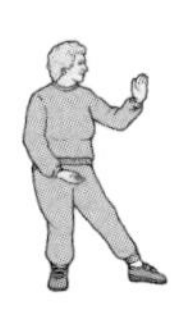

力，在整個移動的過程中，不要刻意去找尋或避開某種感受，如實地去觀察、去覺知全身所出現的感受，如冷、熱、麻、脹、癢、痛、脈動等等。如此內心自然會平靜下來，定力也就日漸增強，可以達到靜心止念的功夫。

⑷無相念光：先持名念光，持名念光是有相，慢慢進入憶光，憶光念光是實相，實相無相。故憶光念光之實相境界是爲無相念光。無相念光者，可以明心見性，達到寂靜，所以無相念光是靜心止念最上乘之功法。

在初練靜坐時，往往會發覺心中的念頭反而會越來越多，拂之不去。値此現象也不必驚疑，這些都是正常的現象，因爲人原本念頭就多，只是過去沒有靜坐，心不在此，自然不曾發覺念頭多而已。如今心一靜下來，用念於此，自然一切念頭均會湧現出來。譬如一杯清水，不去刻意觀察時，自然不會發覺水中含有無量的微生物，但是當刻意去觀察時，無量的微生物自然呈現在顯微鏡下。同樣道理，人的雜念紛紜，就好像清水中的微生物那麼多，它原本早已存在，並非你在靜坐時才產生

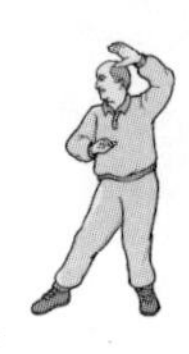

的。因此不必驚疑，持續靜坐下去，日久雜念自止。這只是要入門而已，深一層可以提升人類生命層次的靈修，達到眞正生命永生的境界，留待練功的最高境界——「天人合一」章中，再作詳述。

當靜坐完畢要下座時，切勿立刻放開盤坐的雙腳，一躍而起。應該慢慢舒展筋骨，以雙手助力輕輕的放開雙腿。然後兩手掌摩擦生熱，再摩擦面頰、頸項，再按摩全身上下關節筋骨，讓血液循環順暢正常後，才起身行走百步。也切忌靜坐完後，放開雙腿倒下就睡，長時間下來會得禪病的。

12. 靜坐強身合乎科學原理！

當自性靈被喚醒後，練靜坐或站靜時，身體會產生靈動現象。眼睛瞑目間，偶爾也會有光的顯景。身體有電感、麻感、熱感、脹感，以基本電學原理來說明之：人之身體乃賴生命體而生存，所以人只要還活著，不論全身如何缺乏活力，其生命體本身也絕對充滿活力。所以道家稱之爲「元神」。而人體體內，因爲新陳代謝不良，而導致細胞缺乏營養。血液中即使有高血糖、高蛋白，但是沒有腎上腺激素及

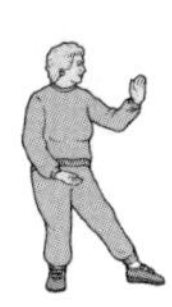

胰島素，仍是無法進入細胞中，將導致細胞快速老化，人也就缺乏生命力，這就是道家所講的「陰氣」。一個人的元神若接受外來的生命力能量滋養，甦醒後即可發出自然念力，則運行體內之氣血將會快速進行新陳代謝，因而腎上腺激素及副腎皮質素將導致「人電能」之大量發生，所產生的電離子，有極強的人電感覺。此時電離子會流過末梢神經，再透過脊髓之反射作用，或至延腦，產生自然的調息，或至大腦中的潛意識區，進行排除「陰氣」的作用，此即道家所說的「陰陽相搏」。直到體外之活動增強，導致體內之血液循環加速，使體內的電離子越來越強，人體就形成串聯之電路，產生高電壓。在高潮期時，人體可以發出脹衝電壓，其高電壓可達三至五千伏特之「高人電壓」，此電壓可經由手指對地面放出零點五公分的電弧光，使手掌、手臂產生人電靜電場。若吸引宇宙之能量時，會發覺臉有電弧光，也可以感覺臉麻、手麻、手毛豎立等現象發生，這就是「奪天地之造化」。

在人電壓開發階段，會形成人體體內之「人電阻抗」逐漸降低，當在靜坐、站靜或靈動時，會產生強大之「人電流」，無論是自開發性或他開發性，均有累積性

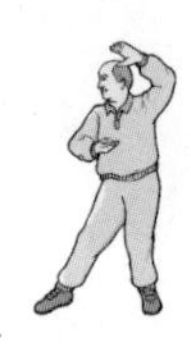

「低人電流」與「高人電流」之不同過程。當「人電壓」與「人電流」之乘積達到最大值時，就是所謂的高潮期。因此，人電功率之能量，等於人電壓乘以人電流，此時高潮期即是人電功率達到最高值。而體內神經之感受度亦然增強，所以就具有超能力了，因此，人電的增強，能形成強大的人電磁場能量。

當生命力（氣場）到達人體細胞內之能量，低於細胞本身之消耗能量值時，細胞即快速老化、死亡，人體因細胞大量在老化，因此器官、機體隨之退化衰老；當生命力（氣場）到達人體細胞內之能量，高於細胞本身之消耗能量值時，細胞即會活化起來。常人之人體細胞內之能量值，盈虧互見，故細胞隨時間之流逝而逐漸老化，人亦漸漸隨歲月而增老。在靜坐、站靜、靈動的練功過程中，生命力（氣場）到達細胞內之能量，遠超過於細胞本身之消耗能量值，故細胞會非常活化，人就不容易衰老，而永遠保持年輕。

由以上可知，靜坐、站靜、靈動或修道，皆完全合乎科學原理，不但無任何玄虛可言，而且在練功中所體會的極端美妙感受，實無法用言語來形容。茲以數據說

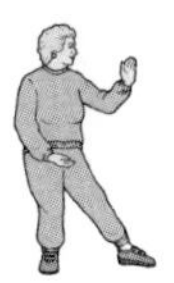

明如下：

一百單位念力乘以一百單位腎氣密度除以一百單位人電阻抗等於一百單位之人電電流。若腎臟築基良好，腎氣在腦中之密度增強達一千單位，而念力強度維持在一百單位，則將發出一千單位之人電電流。所以腎氣密度高者，身體經常會有輕鬆、興奮、喜悅、舒暢的感覺，人也就永遠保持健康，不容易衰老。

現代醫學也漸漸能夠接受，在人體體內有氣在運行，此乃身體營衛之氣，可維持生命無誤。若生命力（氣場）的能量強化，不但身體舒暢健康，而且會放射至體外，顯得精力旺盛、容光煥發，而且能以此氣場來為人療傷治病。人會生病、運氣差，是因為人的體氣氣場由順轉改變為逆轉。若以強而有力的氣場靈能，讓逆轉之氣改變為順轉的話，其病自癒。所以用靈能來治病，絕對不是迷信，也不是奇蹟，而是完全合乎科學的理論。

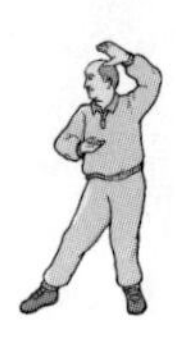

六、氣功治療常見病症之實例

(一)免除一刀之苦的老人

在這個世界上是否有靈魂的存在呢？是否有孤魂野鬼呢？又是否有仙佛呢？一般人大多半信半疑，原因在於無法隨心所欲的呼來喚去，讓平常人都能親眼目睹。但是以靈學之特異功能，確實可以做到，從天眼中可以得到證明，但是常人又看不見，故印證上頗有困難。依賴地理師所持用之「尋龍尺」，可以辨別外靈所存在之位置，但是尋龍尺是由人所拿持，難免會被人誤為故意操縱，因此公信力薄弱。中國

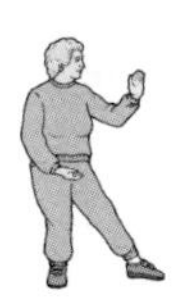

靈學研究會特於一九九〇年成立了研究小組，冀能發展出儀器，讓外靈能夠顯影或顯像或標示出不同之正弦波頻率，以印證外靈確實存在於今日社會之中。

研究小組透過成功大學博士班研究生張世熙及陳建中之推介，拜訪了成功大學電研所孫博士，及台北醫學儀器商翁先生。承蒙兩位先生的努力奔走，安排在一九九一年八月二日星期五下午二時，借用成大醫學院的心臟血管X光檢測儀來做實驗，以印證氣功之炁與靈魂、鬼魂、仙佛之靈光能量之存在，是否可以在此儀器上顯影、顯像或發出正弦波作研究探討。

當作者等一組人於午時一時三十分進入成大醫學院時，原安排借用的檢測儀上，有一名病患正接受檢測，並且準備作心臟外科手術，經詢問後得知，患者李錦順，七十六歲男性，住台南市新建路，原安排下週接受心臟手術，無奈今日上午心臟病突發，必須緊急作開刀手術，因而把原先安排的空檔時間給佔用了。醫師說：若手術很順利的話，在下午六時可以完成，不順利的話，時間很難控制。作者等考慮到，儀器商翁先生今天必須回台北，我晚上要到嘉義氣功館上課，因這突發事件

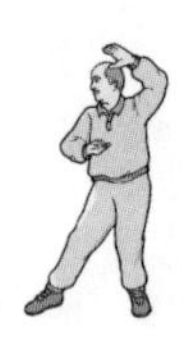

而耽誤了所有的計畫。

突然間直覺告訴我，何不隔空發功將李老先生之心臟病治好，治好了就不用開刀，檢測儀不就可以空出來了嗎？大夥商定之後，就付諸行動，在玻璃門外，隔空發功爲李老先生治心臟，此時李老先生因心臟傳導系統不穩定，正進行心導管檢測，由腹股溝血管切開，插入心臟檢測儀導管，正在做開刀前之準備。發功十分鐘後，天眼透視李老先生之心臟已經乾乾淨淨，沒有雜靈雜氣阻塞，氣道亦完全暢通。又過了十分鐘，陳建中與張世熙兩位研究生進入檢測室時聽主治醫師說：心臟現在一切正常，不必開刀了，但是必須等陳主任醫師到場，親自診視後才能決定。二十分鐘後陳主任醫師來了，時間是下午三時三十分，孫博士也進入檢測儀室探視，隨後陳主任醫師宣佈：李老先生不必開刀了。二十分鐘後病人退出檢測儀室，醫師將檢測儀室交給作者等一組人，進行靈光能量實驗印證工作。

李老先生原被安排在下週作心臟手術，不巧在我們來訪做實驗前，心臟病突然發作，因禍反而得福，免除一刀之苦，李老先生於八月十二日出院了，這是以氣功

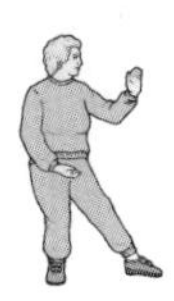

能力治好心臟病的又一例證。

(二)被鬼嚇壞了的女學生

台南市鯤鯓海水浴場是個玩水的好地方，每年夏季海邊沙灘上人潮洶湧，以青少年學生居多，但是不幸的每年都有幾個人被海浪捲走。一九八〇年十月份，剛有二個國立成功大學學生被海浪捲走，隔二週十一月十二日星期一晚上七時三十分，一個中年婦女帶來了一個國中三年級的女學生，走進十全氣功台南館道場，當時作者正在練功，該婦女問道：「你就是黃老師嗎？」「是，我就是。請問有事嗎？」她自我介紹，「我是本館十九期學員黃進祿的姐姐，有事請黃老師幫忙。」「請說吧。」「這是我女兒，」說著將女兒拉到我面前，接著說：「在暑假裡和台南市新興國中同學，到鯤鯓海水浴場去玩水，因爲受到驚嚇，回到家中後便語無倫次，整天吵鬧不休，不高興時又常摔東西，弄得全家不得安寧。在學校上課也時常情緒失控，師生

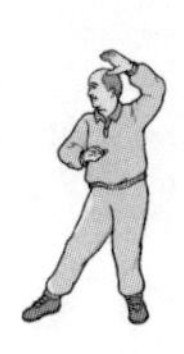

都很害怕，因此學校要求辦理休學在家養病。」

「近來看了很多家的精神科，但是醫師都找不出病因，中醫也找過了，吃藥也沒有效果。最後經朋友介紹到神壇去求神治療，神明說我女兒是在海邊被女鬼附身，但是這女鬼太厲害了，祂沒辦法處理，要我另請高明。在走投無路下，聽弟弟黃進祿說，十全氣功館有靈修的功能。所以來試試看，請黃老師幫幫忙。」

看了林姓女學生，一直垂頭哭泣，神不附體的不願正面看人，問其原委亦不肯回答，僅垂頭哭泣著。經稍微透視一下，果見身上佈有重重黑氣，隨即一股陰涼邪氣迎面吹襲而來，經與外靈溝通，請其放過林姓女學生，終不得要領，只好發放外氣，隔空爲林姓女生治療。二分鐘後林姓女生始抬頭也不再哭泣了。自述頭不痛，心也不悶，心情舒暢多了，至此已能簡單溝通了。

作者囑其母，在十一月十八日星期日下午三時，在台南館氣功發表會時，帶林女來館再治療一次。當日母女依約前來，表示生活已漸正常。再發放外氣爲其治療，旬日後作者再以電話探詢黃進祿，答稱其外甥女已痊癒，並回到學校上課，準

106-

台北市新生南路3段88號5F之6

揚智文化事業股份有限公司 收

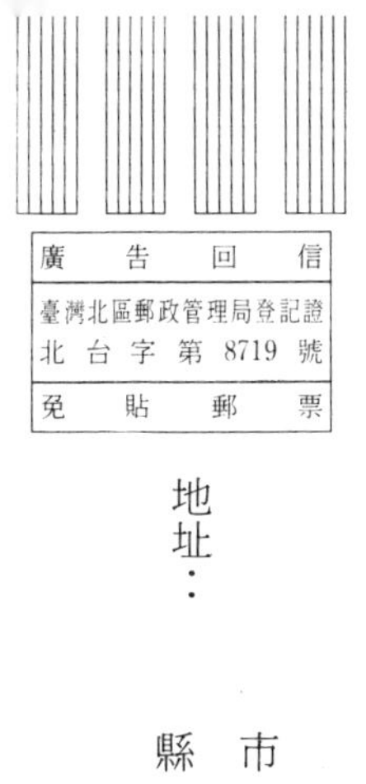

（請用阿拉伯數字書寫郵遞區號）

地址：

市　　鄉鎮

縣　　市區

路（街）　段　巷　弄　號　樓

□揚智文化事業股份有限公司 □生智文化事業有限公司

謝謝您購買這本書。

爲加強對讀者的服務，請您詳細填寫本卡各欄資料，投入郵筒寄回給我們(免貼郵票)。

E-mail:tn605541@ms6.tisnet.net.tw

網 址:http://www.ycrc.com.tw

（歡迎上網查詢新書資訊，免費加入會員享受購書優惠折扣）

您購買的書名：________________________

姓　　名：____________

性　　別：□男　　□女

生　　日：西元______年___月___日

TEL：(　　)__________　　FAX：(　　)__________

E-mail： 請填寫以方便提供最新書訊

____

專業領域：________________________

職　　業：□製造業　□銷售業　□金融業　□資訊業

□學生　□大眾傳播　□自由業　□服務業

□軍警　□公　□教　□其他_____

您通常以何種方式購書?

□逛 書 店　□劃撥郵購　□電話訂購　□傳真訂購

□團體訂購　□網路訂購　□其他_____

✎對我們的建議：

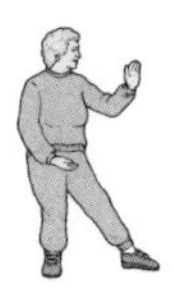

備升學考試了。氣功治好一個中西醫束手無策的案例。

(三)遷祠記

嘉義師院位於嘉義市林森路，在校門口對面路旁有一「萬善祠」，祠後方是嘉義監獄，該祠是善心人士將附近濫葬崗之無主墳墓，揀拾屍骨埋葬於此，並蓋祠以祭祀之。一九九〇年前後「大家樂」風靡全省之際，該祠香煙繚繞，屢出明牌及浮沙，顯示數字供人簽賭，傳聞非常靈驗，因而香火鼎盛一時，酬庸戲不曾間斷，賭徒趨之若鶩。

一九八九年，嘉義市林森路由十米路拓寬爲三十米路，萬善祠卻座落在道路中央，使得東西向之交通受阻，影響交通流暢至鉅。嘉義市政府工務局曾發包拆除萬善祠，據聞有關人員噩運連連，包商惟恐遭受不幸，均不敢輕舉妄動。該祠管理委員會未得神祇同意，亦無意願配合，因而擴寬工程將近完工階段，惟萬善祠仍矗立

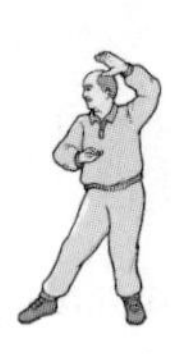

道路中央，造成交通瓶頸。

一九九〇年十月份，中國靈學研究會曾姓同修，拜訪台灣涼椅曾振農董事長（現任立法委員），曾董要求以靈修力量來促成萬善祠之遷移，以改善林森路之交通瓶頸。十月三十日晚嘉義氣功館上課結束後，作者等十數位同修至萬善祠，一上祠前陣陣陰氣拂面而來，幸得諸同修正氣護身，未被陰氣所侵，遂正面與該祠主神及諸外靈溝通，請其配合陽世衆生之遷祠工程，不得擅自發電波干擾。在遷祠期間，所有靈體暫入祀嘉義市民權路地藏王廟，日後若機緣成熟同受渡化，不受渡化者遷回新祠受祭祀。

同年十二月份，《中國時報》披露：「萬善祠管理委員會同意遷祠，市府撥列十五萬元作爲遷祠費用；附近某祠亦同意收容該祠全體靈體。」曾姓同修親訪曾是高中同學的嘉義市工務局鄭局長，瞭解該祠遷祠始末是否與十月三十日與萬善祠主神等溝通條件相符。鄭局長說：「萬善祠管理委員會之主委與諸委員，皆在同一天晚上睡夢中，夢見主神指示他們，同意遷祠，因而管理委員會在次日召開會議，議

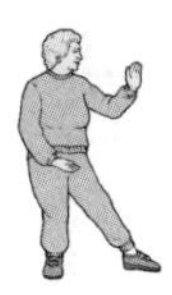

決決定遷祠，並報請市府工務局協助遷移工程。」令鄭局長不解的是，以前請萬善祠管理委員會協助遷祠，管理委員會不願遷移，今日卻自動請求遷祠。

該路段已順利拓寬，經市府人員、地方人士及宗教界人士之多方折衝、協調，功不可沒，而中國靈學研究會同修當夜的陰陽溝通，是促成遷祠的重要關鍵，以靈修練功者的能力來說，化除邪魔魍魎對人世間之干擾，僅是舉手之勞，與祠廟神壇之鬼神折衝亦非難事，卻能解決多少人間疑難雜症，給氣功靈能又增添一趣談美事。

(四)練功救了同鄉一命

王贊武先生，一九二三年生，一九八八年屆齡由嘉義縣政府兵役科股長退休，每天清晨皆同福州同鄉陳中平先生及鄭榮泰先生到嘉義市體育場運動。一九八九年四月份王贊武先生皆陳中平來到本會嘉義館練功，十多年來的高血壓及慢性病不藥

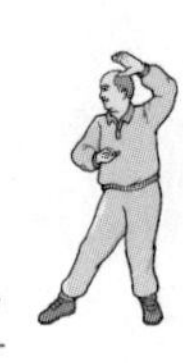

而癒。嘉義館聯誼會成立後，即擔任總幹事一職，爲嘉義練功同修服務，王總幹事年齡雖大，至今練功還很勤奮，十多年如一日，所以身體老當益壯，精神愉快安享天年，他喜悅的說：練鐵頭功，不會得老人癡呆症。

一九九〇年九月的一個清晨，天未亮，三個同鄉仍按往例到體育場運動，在慢跑的第一圈中，三人摸黑碰面，打過招呼後繼續慢跑，當跑上第二圈時，王總幹事發現地上躺一個人，跑近一看原來是同鄉鄭榮泰，馬上喊叫陳中平前來協助，將鄭榮泰扶坐地上，但是鄭榮泰已昏迷不醒人事，王總幹事馬上想到氣功課所教的氣功急救方法，現場予以施救。王總幹事以掌心向鄭榮泰心窩磁場拍擊三下，但是鄭榮泰仍然昏迷不醒，再以掌心向背心磁場拍擊三下，鄭榮泰仍然無回應，王總幹事心想，老師所教的這一招是否管用？否則怎麼無動於衷？於是狠下心來再出第三招，在鄭榮泰的肩井以手刀砍下二刀後，鄭榮泰即開始呻吟並喊疼痛。哦！醒來了，醒來了，王總幹事再發功爲其治療，以強化心脈。

一切平安過去了，王總幹事向鄭榮泰說，「要你一起來練功，你說練功是年輕人的事，一大把年紀了還練什麼功？今天要不是我和陳中平去練功，說不定救不了你，我看哪，我們倆的練功束脩要你來付了，哈哈！」練功在臨急之時，還能救人一命，也算行善積德吧！不信邪的鄭榮泰，數月後再次暈厥，終未遇貴人一命嗚呼。

(五)練功救了他半條命

鍾仁發先生，一九四七年生，住高雄市。一九九八年十月份的清晨四點鐘不到，靜心園電話響起，我正疑惑爲何天未亮就有人打電話擾人清夢，正一開口，對方即以低沉的口吻說：「黃老師，對不起！是我鍾仁發啦！」「什麼事？這麼急，天還沒亮不是嗎？」「不是啦！我一整夜沒有睡，等不到天亮，現在天也快亮了，我已等不及了，所以打電話給老師。我現在住在高雄長庚醫院，今天早上九點鐘心臟要開刀。」

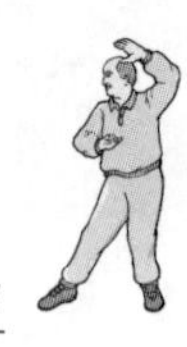

「開刀？爲什麼心臟要開刀？開心臟是大手術，要愼重哦！」「不是啦！醫生說我的冠狀動脈斷掉了，不馬上開刀，隨時會有生命危險！」「你如果眞的冠狀動脈斷了，還能打電話給我嗎？你太太是護士，可以請教醫生，到底是否冠狀動脈眞的斷了？你要瞭解，心臟做繞道手術後，約七年又得再更換一次，你現在五十一歲，七年一次大手術，這一輩子，你將如何熬過去？況且心臟繞道手術有潛在性的危險，並不能保證每次都能順利，而且手術後的服藥及後遺症也夠你受的，你要愼重考慮哦！」「我就是不知道該怎麼辦？所以才打電話請教老師啊！」

「好吧！你若信得過我的話，你就馬上辦理出院，我教你練功，一邊練功一邊自己拍打氣道，練個把月，心臟就可恢復正常。」果然次日早上鍾仁發就出院了，由太太及兒子陪同到我家，商討練功治病事宜。我教他練頂天立地功法——打通心臟氣道，及自發動功——治療因果病，及疏氣法、撞背功、行大小周天、心穴氣道拍打法等疏通心臟及心包脈之功法。

經一個多月的勤練功法，症狀全部消除了，經檢查心臟，一切恢復正常。果然

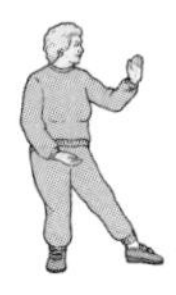

再次回到靜心園，感謝作者救了他半條命，練功讓他恢復健康，若未練功，下半輩子的生活讓他無法想像，眞是氣功救了他半條命。

(六)挽回食物中毒者一命

蔡凱銘，國中三年級學生，一九九七年的某日中午時分，其母來電話哭泣著說：全家四人及店員共五人，因吃海鮮中毒，全部送進嘉義市基督教醫院急救，因爲二子凱銘食量最大，吃得最多，因此中毒較深，經醫院急救，二十四小時情況並未好轉，每隔五分鐘就會腹瀉一次，偶爾還有嘔吐，一日夜下來已腹瀉數十次了，醫院也囑其轉院治療，因不知如何是好，所以電話請求協助。

作者立即由台南縣玉井鄉靜心園趕到嘉義市基督教醫院，蔡生剛好在腹瀉，家人全然一臉茫然。待蔡生腹瀉完，平躺仰臥病床，作者在蔡生腹脘發放外氣治療約二分鐘，再取白開水一杯，隔空加持發放能量，此信息水讓蔡生服下，不出五分

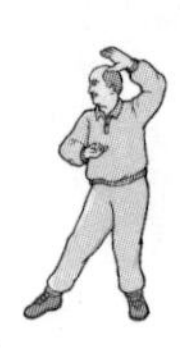

鐘，蔡生便呼呼入睡，約一個半小時，蔡生再腹瀉一次，顯然氣功的治病效果已顯現，由原本五分鐘腹瀉一次，改變爲九十分鐘腹瀉一次。

腹瀉完後，作者再次給予蔡生腹脘發放外氣治療，再同樣給予一杯信息水服下，片刻蔡生又進入夢鄉，相隔四個小時，蔡生仍然在熟睡中，作者認爲病情已穩定了，即離開醫院返回台南市。是夜再以電話詢問，告知蔡生仍在熟睡中。次日病癒出院，讓嘉義基督教醫院主治醫師一頭霧水渾然不知原由。因爲氣功的能力，挽救食物中毒者一命，給予氣功同修者莫大的精神激勵。

(七)絶處又逢生

廖松進，一九五八年生，住高雄縣路竹鄉，開設一家車床工廠，因出身貧苦家庭，所以工作特別勤奮，日以繼夜每天工作十八個小時以上，工廠業績蒸蒸日上，但是長期的疲勞累積，健康上也付出了龐大的代價，直至神經衰弱無法入眠，身體

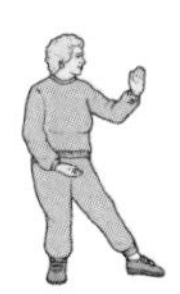

逐日消瘦，終至嚴重虛脫的處境。雖然經過中西醫院之檢查，但是始終找不出原因，吃藥也不見起色，最後經友人介紹二、三家中醫院診療，但是醫師都以同樣口氣告訴他：「無能爲力」，也不肯開藥給他。廖松進自述：昔日一條龍，如今變成一條蟲，因羞於見人又無力起床，至此對人生已經絕望了，也從此不再看醫生，終日躺在床上等死。

一九九八年五月份，高雄縣湖內鄉春長精機公司董事長謝明燦前往廖松進車床公司，因已半年未見老闆，故詢問總經理（廖松進妻林姿岑），始道出原因。由於謝董的熱心說服與開導，讓廖松進重燃一線生機，答應到台南市與作者見面。翌日林姿岑與謝董扶持廖松進來台南市與作者見面，端詳些許後瞭解整個病程，作者告訴廖氏夫婦，只要有信心、有毅力想要身體健康，作者有能力讓他達成願望，回復往日的健康。若自己不練功，要我替你療病我眞的不願意。因爲我想幫助你是教你釣魚，而不是釣魚給你吃，你學會釣魚後，可以自己照顧自己，還可以照顧你的家人及四周的人。

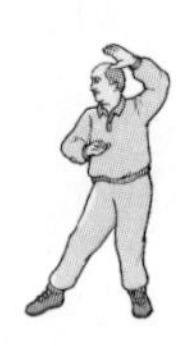

次日的週四晚上，廖氏夫婦如約前來練功，謝董也陪同前來，作者先發放外氣，除祛廖松進全身邪氣，讓氣道通暢後再開始練，才容易收效，否則氣道阻滯想靠自力打通，曠時廢日且成效不彰。經二個月的努力，廖松進已能自行開車來館練功，三個月後已能回公司上半天班，四個月後健康情況已恢復到正常作息。廖氏夫婦感恩的說：「謝謝您！老師。您讓我們在絕處又逢生，救了我們一家人，使我們家庭再活了起來，眞的很感謝！」

(八)人生黑白變彩色

廖進財，一九五〇年生，住桃園縣中壢市，經營一家成衣服裝公司，由於忙於生意的往來，以致無暇保養身體，日積月累的疲勞，因而身體日益虛弱，終至整日心慌意亂，若身旁無人陪伴就沒有安全感，那怕只是一個小孩子，也會讓他安心許多，否則會感到隨時將暈厥而死亡的莫名恐懼。年復一年，日復一日，找不到可以

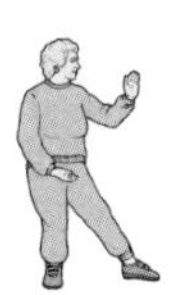

治好他的病的醫生，以至於內心越來越煩躁，病情也越來越嚴重，雖然全省走透透，看遍了中西醫，均無所獲，至此頓感人生乏味，正當年輕力壯時，人生卻已變成黑白了。

葉永懋先生在台南市經營和泰成衣加工廠，於一九九四年六月初到中壢市廖進財公司收帳時，在聊天間談及氣功治病情形，葉永懋介紹練氣功可以改善體質，像他自己便是過來人，對氣功有信心。因而廖進財以遇見貴人之心情，要求葉永懋幫他介紹，到台南市來見作者。隨而於六月二十三日由其妻開車護送，來台南市練功。

作者依慣例發放外氣為其打通心脈，然後開始練功，因廖進財無法一人單獨行動，故只得夜宿氣功館或與作者往來於台南市與靜心園間，與作者一同練功坐息，每週由廖妻接送回中壢市一趟。一個月後症狀已慢慢消除，可以自行坐車往來於台南與中壢間。二個月後情緒已穩定，能夠自由行動，不必再住台南，每次練功均能自己往來。

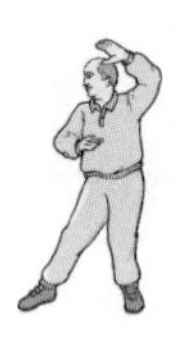

經過三個月的氣功鍛鍊，已完全復元，可以過正常的生活，此刻又是商場上的一條龍，並且擴大營業項目，進軍房地產行業。日後偕其妻、子到台南遊玩時，高興而且興奮的說：「由於練氣功的因緣，讓他的人生又由黑白變回彩色的了，而且比往日更艷麗。」

(九)重享清福，過老年悠遊生活

卓培勛先生，一九二一年生，住台南市中興眷村，由於鬼魂纏身多年，身心俱疲，希望能得到解脫，早日脫離苦海。卓培勛隨時都可見到一女魂隨侍在側陪伴他，也不時跟他講悄悄話，雖然女魂一時並無惡意，但已令其生活爲之顚倒。有時候卓培勛正與友人聊天時，女魂突然現身跟他說話，讓他不知道如何是好；有時候正跟人講電話時，女魂又現身，搶著跟他講話，弄得卓培勛不知道聽哪一個講話好，也常讓朋友疑惑是否精神有毛病，因而爲此困擾不已。

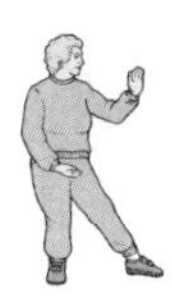

一個偶然機會，聽朋友說，十全氣功有靈修課程，因而前來探詢。經相互溝通後，卓培勛於一九九四年八月四日加入練氣功的行列。依慣例先發放外氣，爲其清除身上邪氣，再依課程進度練功，因其情況特殊，另教導他念光法門。之後的數週間，女魂干擾的頻率已漸減少，但是偶爾還會騷擾一下，因而要求作者再設法爲其解困。我反問他，「對我有沒有信心？」回答：「有信心。」「那好，你回去將原已供奉之神主牌位拿下，在午時將其在陽光下放一把火化掉它，請其遠離，因爲人鬼殊途。」

翌日卓培勛當眞把神主牌位火化掉，作者再送他一張光的相片帶在身上，囑他日夜念光、憶光。若因精神疏忽，女魂再現身干擾時，即刻念光、憶光，女魂當會知難而退。果眞如此靈驗，三個月氣功結訓後，女魂亦銷聲匿跡，從此又過著平靜、清閒、悠遊的生活，眞正享受人生邁入老年的享清福、悠遊生活。

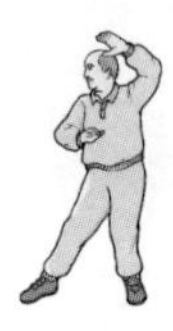

(十)自閉症變天才

陳小弟出生於一九七六年，住台北市就讀台北市立復興高中，成績不錯，後來不知何故，演變成自閉症在家養病。雖然家庭環境優渥，但亦無法治好他的病，每次客人來訪時，便倉皇逃進臥房，閉門不願見人，父母親爲此而大傷腦筋。

十全氣功於一九九二年十月六日在台北市開館，陳生在父母陪同下，三人來館練功，依慣例先行發放外氣，將身上邪氣清除，減少其外在的干擾因素，讓其恐懼感消失，心情能平靜下來，才有辦法練功。三個月的氣功訓練，陳生情緒也漸趨穩定，已能回復正常生活之作息。由於父母的愛心關照，陪同練功、讀書，一年下來完成了高中學業，因爲信光、敬光，信心堅定虔誠，蒙光身賜予，終於能前往加拿大留學，也獲致良好的成績。

陳生由於練功的因緣，加上父母無微不至的悉心照顧，更蒙光的賜予，由一個

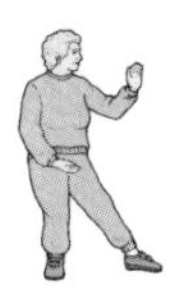

自閉症的孩子，變成將來有益國家、社會的棟樑之材，真的可喜可賀！人生在逆境之時，機緣來臨了，能把握住，就此一瞬間，可能改變一生的命運。

十二 練功改變了一生的命運

洪文鎭先生，一九六三年生，在台灣大學經研所攻讀碩士學位時，因爲身體太差，站立或坐立過久即覺全身疼痛異常，以致無法完成碩士論文，父親爲他遍找名醫，但均無法有效治療，終於決定帶他前往中國大陸去探訪名醫，以治好他的病。

一九九二年十月四日洪文鎭看到十全氣功的招生廣告，於十月六日晚來到氣功班台北館探詢，隨後加入氣功練功行列。作者每次上課前先爲他導氣，以打通經脈之氣徑，再爲他針灸治療以穩定氣機。在練功、導氣、針灸多管齊下之下，不多時身體日漸康復中。

三個月結訓了，作者看他爲人謙虛中肯，學歷好秉性仁厚，又有向道精進之

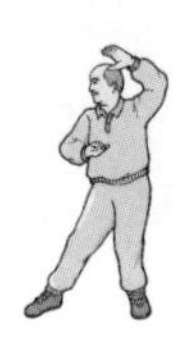

心，所以將他留在氣功班台北館當助教，一邊加強氣功功法訓練，也就近能為他針灸治療。一九九三年五月份，因爲台南縣玉井鄉靜心園將近完工階段，七月份準備開幕，因而結束台北館的業務。洪文鎮也因此南下台南靜心園，擔任義工兼養病、養生，歷經三個月的鍛鍊，身體已能負荷日常生活的操勞，所以再度返回台灣大學經研所，完成碩士論文。

因爲住在台北市，我就介紹他有機緣應該多去親近光，接觸天人合一思想，在這三年中洪文鎮才眞正踏進靈修的里程，投身在光的道場，擔任光的義工，在道的修持上增長頗多，對光體的認知上也有長足的進展。一九九六年年底，洪文鎮再度回到靜心園，這次的到來，是帶動靜心園同修的修持理念，傾全力修持天人合一道，推動念光、憶光法門，犧牲肉身的一切享樂，爲生命的終極目標在奮鬥，以期早日顯發本體，進而得三位一體，終身誓爲光工作，做爲光的終身義工，以造福天下衆生。作者在此願虔誠的祝福他，早日證得三位一體。

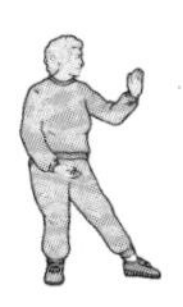

(十二)轟動全世界的美國飛碟事件

陳恆明先生，一九五五年生，台灣省嘉義縣六腳鄉人，住台南市任職於嘉南藥理技術學院副教授，是一位秉性厚實的書生，一九九一年十月十四日加入本會練功，當時社會上正吹起練氣功與靈修熱潮，陳恆明慧根不錯，練功三月即稍有成就，一九九二年元月中旬，自氣功班結業，作者勸其多修持天人合一思想，不要妄求神通。其時中國靈學研究會已然變質，吾等剛退出辛苦草創的靈學會，但是陳氏不聽勸導，毅然投入靈學會，擔任秘書長工作，以追求神通爲樂。

一九九三年陳氏出版《佛門漏盡神通之修持》小冊子，有三十六頁，作者接獲會員的轉送，將書中內容一一詳讀，並將疑問之處一一標記，原書寄還，請他多加探討，以免以盲導盲，誤人害己。無奈陳氏早已獨樹一幟，自立門戶，以標新立異，融合耶、佛、道、儒，創出飛碟教派，以泡沫天眼誤導學生，害得台灣的四、

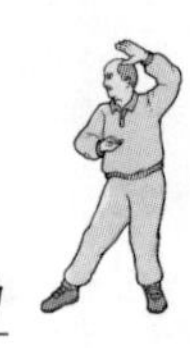

五十人變賣家產，浩浩蕩蕩的避居美國佛羅里達州，惟恐遭受世紀性大災難，在佛州準備迎接上帝駕飛碟降臨，運送他們逃難，鬧出世紀性的大笑話，最後佛州州政府以妨礙社會秩序安寧，不讓他們居住，最後遷徙到美國中部猶他州，整個事件才落幕下來。

飛碟事件雖然暫告平息，但是由於一己之認知有誤，一心追求神通，想為人師、大師，就因自己認知不足，一味的以泡沫天眼來誤導學生，讓學生們及他們的家人流離失所，落得到處被人當話柄。每當夜深人靜時，良知是否會觸動他反省、懺悔？如此的生活能安寧嗎？以盲導盲者後患無窮，為追求神通者戒。

㈢預知將感冒，病氣排除法

常人一發生傷風感冒時，即有發燒、怕冷、頭疼、流鼻水、咽喉癢痛、食慾減退、四肢無力或全身關節痠痛等症狀。但是練功之人，當感冒初發生時，不會有上

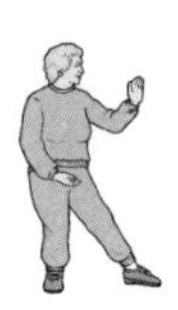

列症狀，僅有些微的精神不太舒暢及不舒服的感覺，若敏感度夠時，將會警覺到可能「已經感冒了」，於是立即採取「排病氣」功法，即可防制感冒的發生。

療法：氣功療法排病氣。

(1)在床上平躺仰臥，手腳張開成大字型，全身放鬆，閉目養神約二至三分鐘。

(2)由百會穴吸氣直下丹田，呼氣由手心勞宮穴及腳心湧泉穴排出病氣，持續練功約十五至二十分鐘。

註：排除感冒病氣，通常一至二次即可防制感冒的發作。

(十四)常見疾病之簡易治療法

1.胃脘疼痛、反胃嘔吐、心臟疼痛、怔忡

療法：分指壓療法與氣功療法。

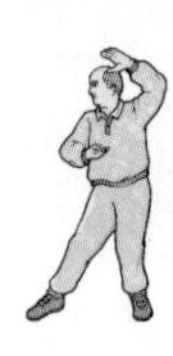

(1)指壓療法：內關指壓。內關在掌後橫紋上二寸二筋間，以中三指壓住手臂背面，大拇指點壓內關穴，要患者感覺痠麻才有效。持續點壓約二至三分鐘，並令患者深呼吸配合。在指壓的過程中，胃脘疼痛會逐漸舒緩下來，嘔吐會立即停止，心臟及呼吸會漸趨平順舒暢，疼痛漸漸紓解。

(2)氣功療法：吸氣由百會穴進入，以意導氣將氣在胃脘或心臟疼痛部位進行按摩及旋轉，呼氣由腳底湧泉穴排出，入地三尺。重複上述呼吸導氣治療，直至疼痛消失為度。

2.肢體局部痙攣

療法：氣功療法。

以兩手掌心用力搓熱，將掌心壓制在痙攣局部，以意導氣在痙攣部位衝擊、按摩，通常五至十五秒鐘，痙攣立刻紓解。若痙攣嚴重一時無法紓解，可再重複二至三次氣功療法，必可紓解。

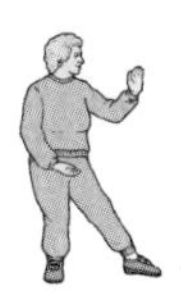

3.眼睛疲勞、疼痛、痠澀、假性近視、老花

療法：眼球體操。每日操作一至二次，疲勞、痠澀隨即消失，疼痛逐漸紓解，假性近視一週約減五十度，老花眼亦有明顯改善，茲將操作順序介紹如後：

(1)點壓攢竹、睛明、承泣、瞳子髎等四穴，每穴約點壓二十下。

(2)劃壓上眼眶骨及下眼眶骨，均由內而外。

(3)以雙手中三指輕蓋上眼皮，令患者眼球順時鐘轉動十圈，再逆時鐘轉動十圈。

(4)以大拇指指腹推壓太陽穴二十下。

(5)以鷹爪按劃風池穴含上下後腦部位，約二十下。

4.顏面神經麻痺、三叉神經麻痺、全頭痛、後頭痛、前頭痛、頂心痛

療法：指壓療法。通常指壓療法後，麻痺、疼痛即可舒緩下來。顏面及三叉神經麻痺與中風有關，應經常保養，可預防中風的發生，茲將指壓順序介紹如後：

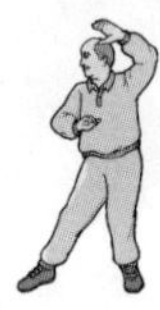

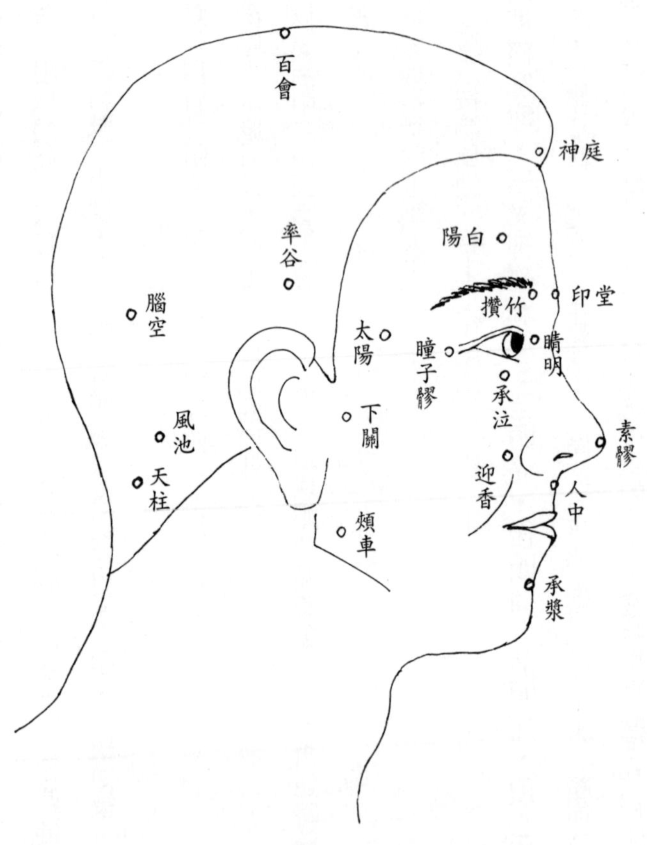
百會
神庭
陽白
率谷
腦空
攢竹
印堂
太陽
瞳子髎
睛明
承泣
下關
風池
天柱
素髎
迎香
人中
頰車
承漿

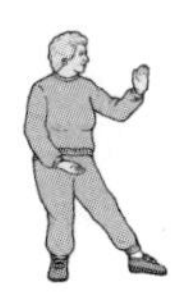

(1)以拇指指腹按壓百會穴至神庭穴正中線，三至五次。

(2)以拇指指腹推壓神庭至印堂三至五次。

(3)以拇指指腹推壓神庭至太陽三至五次。

(4)以食指指背刮劃印堂至素髎三至五次。

(5)以拇指指腹推按人中含左右上牙床及承漿含左右下牙床。

(6)以拇指指腹在下關、頰車、迎香三穴連線作往復式推按三至五次。

(7)以五指輕揉耳下胸乳突肌一、二十下。

(8)以鷹爪在腦空、風池、天柱三穴連線，作由上而下之劃壓。

(9)扣齒四十九下（在「養生功六訣」中有功法介紹）。

(10)鳴天鼓四十九下（在「養生功六訣」中有功法介紹）。

5.偏頭痛

療法：指壓療法。通常在指壓療法後，疼痛即逐漸紓解，茲將指壓順序介紹如後：

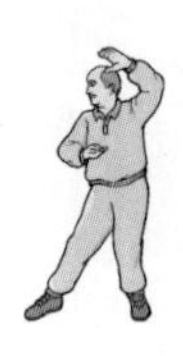

(1)以拇指指腹在印堂、陽白、太陽三穴連線上，作由內而外的推壓。

(2)以鷹爪在頭側面率谷穴上方到風池穴連線上，作由前而後的劃壓。

(3)在手腕撓骨端列缺穴作點壓二至三分鐘，點壓以痠麻為度。

6.牙齒疼痛

療法：分上牙痛及下牙痛，分別作指壓療法。通常牙齒疼痛在指壓療法五分鐘後，疼痛即逐漸舒緩下來，惟疼痛舒緩後，牙床不可再受刺激，否則疼痛會再復發；若係蛀牙，亦須請牙醫師排除病灶。茲將指壓療法順序介紹於後：

(1)上牙疼痛：點壓下關穴患側、合谷穴對側。

(2)下牙疼痛：點壓頰車穴患側、合谷穴對側。

註：合谷穴在手虎口肌肉最凸峰，稍近食指緣是穴。

7.一切肢體疼痛症

療法：氣功放氣療法。

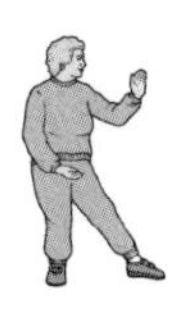

以雙手掌心摩擦四十九下，將掌心按壓在患者疼痛部位，以意導氣在患者疼痛部位放氣衝擊病灶，達到舒緩疼痛的效果。

註：只要練功之人功力基礎深厚，通常療效都非常顯著。

㈤外邪氣附著體表時之驅邪法

療法：氣功療法。茲將氣功療法之順序介紹如後：

雙手掌心摩擦四十九下，然後雙手由百會穴、顏面、胸、腹一路而下；隨即高舉雙手回原姿勢，再由百會穴、後腦、肩膀而下，一前一後，以意導氣，將體表之外邪氣一掃而下，前後各三次即可。

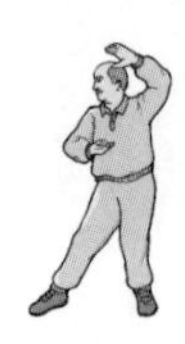

(十六)外邪氣已入體，造成胸悶、中氣阻塞現象之驅邪法

療法：氣功撞背功療法。茲將氣功撞背功療法之順序介紹如後：

(1)自然站立背向水泥牆壁，右腳跟靠近牆角，左腳上前半步，雙手臂向前平舉，手心向下。

(2)背圓，上半身向前傾，隨即以背撞牆壁，同時以口哈氣，且要出聲，哈氣宜長約一至二秒鐘。

(3)連續撞背二、三十下。

註：已入體之外邪氣，大多被心窩磁場緊緊吸引住，因此外邪無法離體出脫。在撞背哈氣時大多無意識，因而心窩磁場容易鬆動，外邪氣終能由竅門逸出。外邪氣入體是一個嚴重的問題，影響身心健康至鉅，應該及早排除，否則貽害終生。若

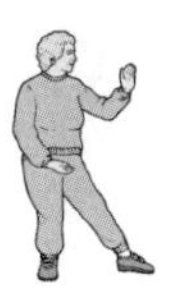

能早晚練功一次，不出數日即可漸漸紓解，當外邪氣盡出之後，胸悶、中氣阻塞豁然自癒。

(十七)養生功六訣

每天清早醒來，在未離床前練養生功六訣：浴臉、轉眼、扣齒、揉耳、浴頭、鳴天鼓等功法，可以永保耳聰、目明、齒固、頭腦清醒、健康長壽。茲將養生功六訣練功順序介紹如後：

(1)浴臉：雙手掌心搓熱，然後浴額、搓鼻旁，再浴臉頰，浴熱爲度。

(2)轉眼：以掌心輕摀上眼皮，然後眼球正轉十圈，再反轉十圈；上下眼眶骨，由內而外按摩十次。

(3)扣齒：以雙手掌心掩耳，張口扣齒四十九下。

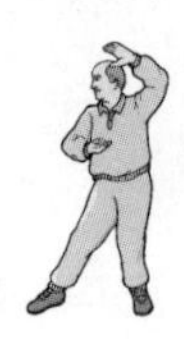

(4)揉耳：以雙手掌心前後揉耳朵四十九下，刺激耳穴，達到氣血暢旺、機能自然調適之功效。

(5)浴頭：五指鷹爪，由前頭梳往百會穴、風池穴，再由風池穴往上梳到百會穴，直至前髮際，如此以五指梳刷頭皮，直至發熱爲度。

(6)鳴天鼓：以雙手反掌，掌心掩耳，五指指尖相對壓住後腦部，食指落在風池穴上，再翹起食指，壓在中指背上，用力彈壓，滑下中指下緣，彈擊風池穴四十九下。

七、十全氣功特點與功能

一九八八年四月二日十全氣功正式成立並對外招生，同時向台灣省國術會申請

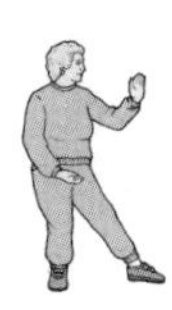

成立氣功單項委員會，是台灣省國術會第一個核准成立的氣功委員會。其宗旨在弘揚中華遺產文化——氣功保健醫療功夫，以服務人群、造福社會大眾，倡導人人強身、袪病、治病、延年益壽。繼而在台南縣玉井鄉山區策劃一座佔地十公頃的靜心園，作爲靜修天人合一道場，實踐人間淨土，規劃生命永生的長壽村之搖籃。

十全氣功是以中國醫學爲理論基礎，結合了佛家的禪靜、道家的練丹術等修身養性哲理，運用吐納、導引之術，以靈修天人合一思想爲最高指導原則，來修練身體。傳說中的武林俠客以及古代的皇家貴族、仕紳，均以擁有氣功而自豪，且世代相傳。十全氣功的功法是一種動靜相結合、內外兼修的功法，內功能調整身體內部的功能活動，是一種以心理、意識同時作用，來鍛鍊生理機能，是謂「內練精、氣、神，外練筋、骨、皮」的有效功法。功法內外相兼，外動而內靜，外靜而內動，性命雙修，相互爲用，相得益彰，能促進血液運行，有淨化血液的功能，加強新陳代謝，使精力充沛，氣機通暢，進而氣沖經脈全身氣動，打通了任督兩脈奇經八脈，達到防病、治病、強身之功效。功法簡單易學，且可延年益壽、青春永駐。

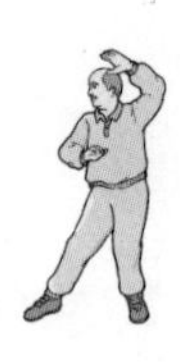

十全氣功的功法是一種意識能量的訓練，不會隨著年齡的增老而衰退，是爲動靜相結合、性命雙修的練功修持法，非拳打腳踢的外功可比擬。其主旨可強化五臟六腑，養生修性，適合於忙碌的現代人及體弱多病、傷殘朋友之重建身體健康。不論男女老少及好壞體質，甚至不能行走的朋友，任何人只要有心想健康，都可鍛鍊好身體，改變人生觀，享受健康、幸福、甜蜜、樂觀、進取的生活。

本會課程分養生氣功、功力氣功、健腎神功及自發動功四部分。茲簡述於下：

(1)養生氣功：可以採宇宙自然之靈氣，以補助身體的需求，強壯五臟六腑，對高血壓、心臟病、肝病、神經衰弱失眠症具有特效。

(2)功力氣功：可以讓你氣貫周身、改變體質、增強人體免疫力、減肥美容，並能發放強勁外氣，隔空遠距離爲人氣療，用以濟世救人。

(3)健腎神功：可以讓人返老還童，不必服用威而鋼，即可重振雄風，強化兩性性能力，以增進夫妻性生活情趣；而且年輕朋友生男育女可隨心所欲。

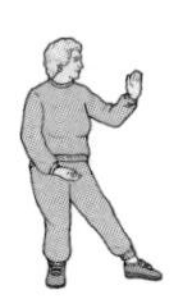

(4)自發動功：可以讓你氣沖經脈，全身氣動，打通任督兩脈奇經八脈，疲勞盡除，百病消失，達到延年益壽、青春永駐之功效。

本會擁有氣功界精英教練群，教授千金不傳之秘竅，請看以下鐵的事實：練功生活化，可以利用工作之餘或空檔時間練功，所以沒有時間、地點、環境的限制，每天只要花費三十分鐘的時間，三個月必有顯著的效果。當體質改變後就不容易感冒；丹田強化後講話聲音宏亮，兩眼炯炯有神，容光煥發，外靈不侵，倒霉的事不容易近身，可以讓你意氣風發，處處順心如意，心想事成；體力精力充沛，腰膝有力健步如飛；凸腹贅肉消失，體態健美玲瓏有致；血液循環良好，肌膚紅潤透明，看來晶瑩剔透；頭髮烏黑亮麗，永保青春魅力；性能力倍增，永保夫妻生活情趣（陰吊法）；泌尿系統強健，不容易發生婦科及老年性頻尿毛病；更可防制癌症的發生。在功力方面：腹部可重壓千斤而不懼（鐵腹功）；氣貫喉胸可斷筷折劍而不傷（鐵喉功）；預防頸部遭套劫，而不被勒斃；頭部稍受重撞，而不致會腦震盪，可保

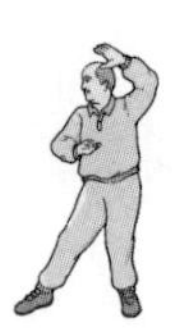

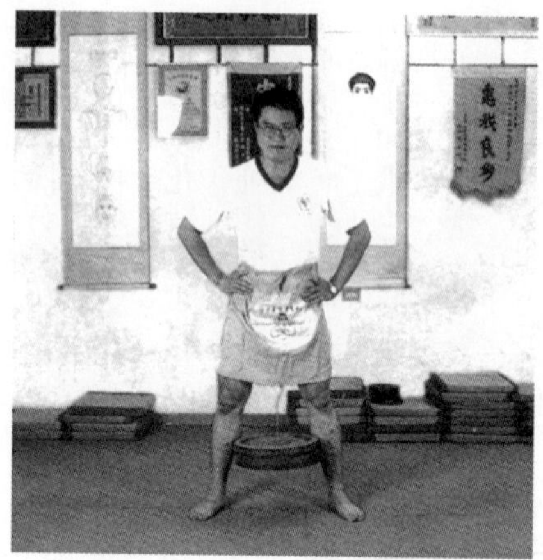

陰吊法

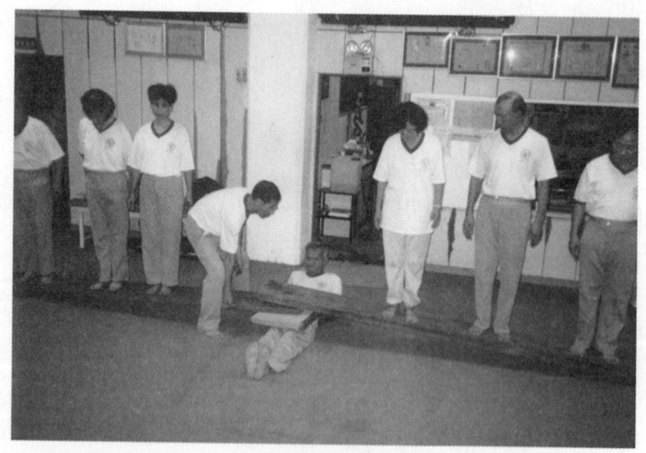

鐵腹功

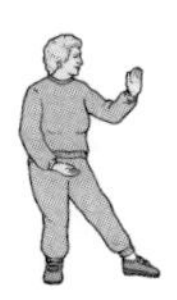

性命之安全（鐵頭功）；可隔空遙距為人治病，救人一命（發放外氣）。所以習練十全氣功，實為護身、強身、強種、養生、健美、返老還童的最佳捷徑，而且一人練功全家人受益。

本會教練群均受過高等教育，具有國際氣功師的資歷，經美國針灸師考試及格，富親和力，教學陣容堅強，教學經驗豐富；教練本身曾習國術、點穴、中醫脈理、刮痧美容、脊椎神經自然療法，多家氣功門派及靜修靈學天人合一思想，是一個教學陣容優秀而傑出的氣功團體。

每年固定舉辦氣功瀑布灌頂及採氣活動一至二次（瀑布灌頂），以攝取大自然靈氣，兼具奠定功力基礎。本會採永久會員制，可以終身學習練功，不怕學不好學不會，而且可以為會員導氣、靈療，更不定時舉辦健康講座及郊遊活動，以連絡會員情感及調劑身心，保障會員終生健康，實為不可多得的練功養生團體，希望有緣人能加入我們的行列。

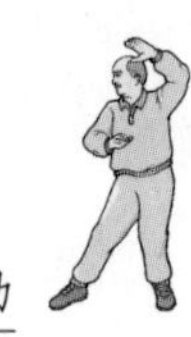

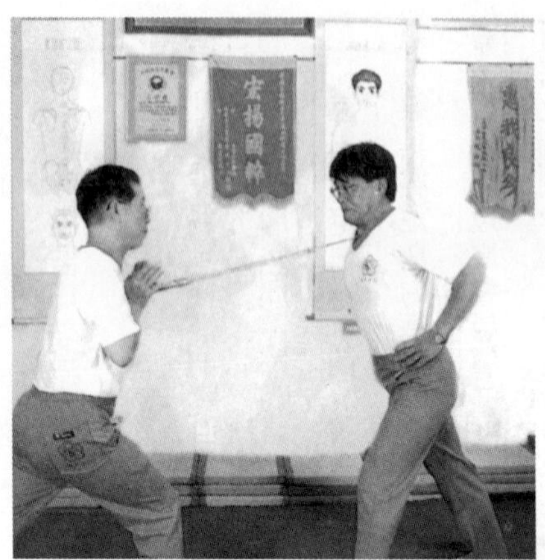

鐵喉功（利劍刺喉）

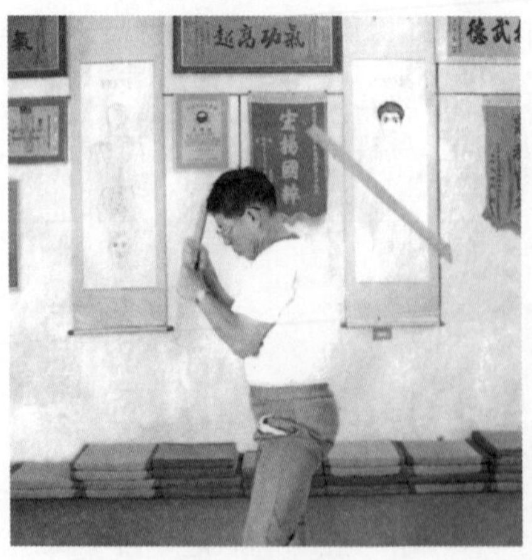

鐵頭功（木條）

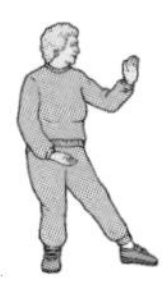

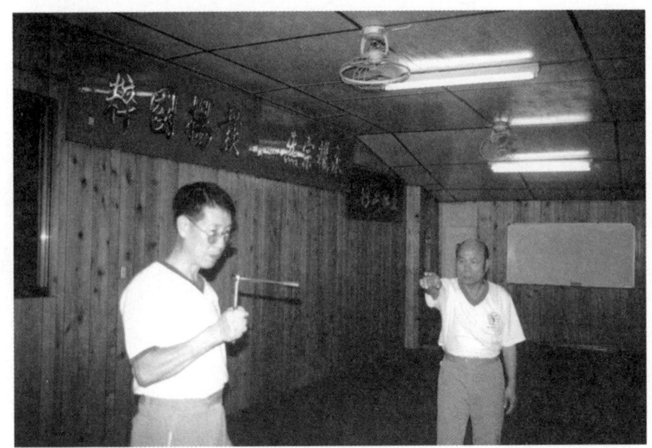

發放外氣

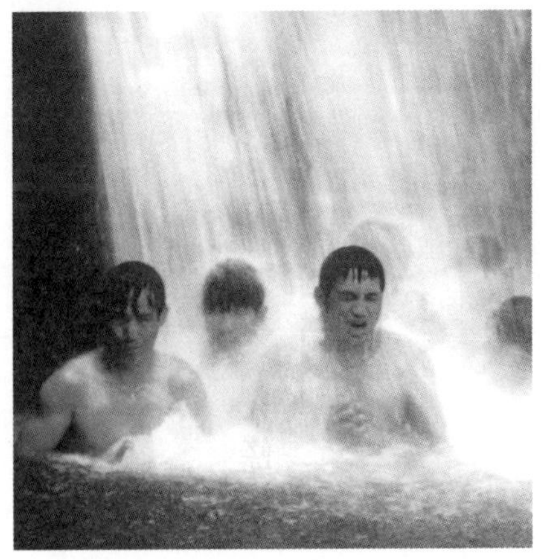

瀑布灌頂

參、練功的最高境界——天人合一

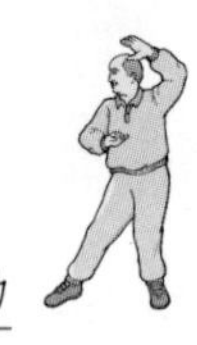

一、天人合一觀

天人合一是我國儒家的哲學重心，天人合一的「天」，不是指自然，也不是指天空的天，而是指人的本心體，即爲「本體」。佛家講「自性」，道家講「元神」，基督教講「天父」，名詞雖然不同，但是意義相同，所以本體是儒家的名詞；而天人合一的「人」，是指肉體，也包含了人的五官意識。那天與人要如何合一呢？天與人的五官意識要合一，首先就得從人的思想著手，要從思想入門深入去探討，這樣才能夠找到本體、找到天。否則本體無形無相，如何找得到？如何下手呢？

一般的修持或宗教修，講求「本心體」之修持，本心體無形無相，無法下手，雖經數十年的苦修，仍然茫無頭緒，一無所得，只能以形下肉體之人倫道德給予規

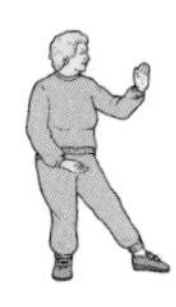

範，所以覺得本心體的修持很困難。要是人的思想概念中有了本體的這個觀念，然後人再用思想不斷的去運思，就能夠將人的思想和本心體聯合起來，那肉身的思想也就能和本體思想結合在一起，則天與人就自然的結合為一了，這就是天人合一的道理。

人類為了生活、生存，大多存有私心，人有了私心之後，心量也自然的狹小了。凡事一切都先想到「我」，則人與人之間就會有摩擦、有糾紛、有爭執、有煩惱而不能快樂，就如同荀子所言：「人性本惡」。若天與人能夠合一之後，已經無「我」的存在，人的心量就自然會擴大。一旦人的思想可以接觸到內在的本心體之後，人就自然會瞭解，原來在人的自心中，早已有本體的存在，即佛家講的，人都存有佛性，這就是孟子所主張的「人性本善」。然而荀子的人性本惡說與孟子的人性本善說，兩位先儒所言均對，荀子講的是人的肉身五官意識，孟子講的是人的本體體性。只是後代學者無法瞭解兩位先儒所言之出處而已。譬如：耶穌說：「信我者得永生」；釋迦佛也說：「天上天下唯我獨尊」。兩位成道者心能包容宇宙天下，已達

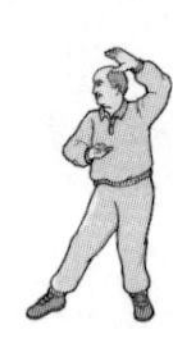

「無我」的境界，怎麼還會存有「我」的思想呢？若還存有「我」的思想時，就不可能成道。

信「我」者得永生，這句話我請問了很多基督教教徒、傳教士，他們的答案是一致的——相信耶穌的人，都能得到永生。把「我」字解釋做耶穌，其實錯了，這個「我」是指本心體的我，是形上的我，而非形下肉身的我。否則信耶穌能永生，不信耶穌就不能永生，那麼耶穌是信誰永生的？耶穌是信內在形上的「我」而永生的。釋迦佛比耶穌早生一千年，那釋迦佛也永生了。在耶穌之後，信徒千千萬萬，又有哪一位永生呢？信徒們無言以對。

天上天下唯「我」獨尊，這句話是釋迦佛說的，釋迦佛手指指的心臟部位的我，是本心體而非肉身，意思是說：只要本心體顯發，就是天人合一，就能分身，能分身而再投入光中即爲成道，則宇宙在握！耶穌在說信「我」者得永生時，祂的手指也指在心臟部位，也是指著本心體而非肉身，只是傳道的人沒有境界體會，而以五官意識給予曲解了，如此而下，造成無可挽回的千古遺憾！

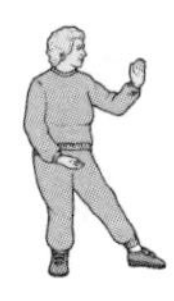

二個人成一個「天」字，這個天字也就是《論語》講的「仁」字，不管「天與仁」，都是講本體與人之關係，也就是天與人之關係，實質上就是天人合一的思想理念。「天」就是要人透過肉身之五官意識的知覺去運思。人若能夠透過五官知覺去運思，則人之本體思潮自然就會流露出來，本體思潮能自然流露，則本體的本質、特性與功能也會展現出來。本體的本質特性是無限的廣大，無限廣大的涵義就是具有超越性，人若能拋棄五官意識，就能順著本體的超越性，達到天人合一的境界。

二、天人合一的自然性

我國儒家講：「凝心會神，向內心找尋這個天」，這個「天」字就是「本體」；佛學講：「佛在心中」，這個「心」字就是「佛性」。雖然「天」字與「心」

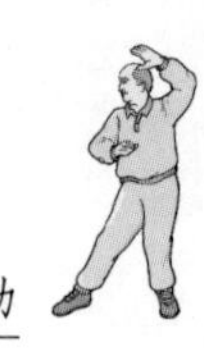

字、「本體」與「佛性」名詞不同，但是名詞是次要，要如何找回人類內在自心的「佛與天」才重要！

天人合一的思想理念，乃是直指人心的練功修道捷徑，其最終目的是回歸自然。在我們日常生活周遭所接觸到的都是自然無形的語言，只是人沒有用心去體會而已。譬如：花草樹木的成長是語言、月亮太陽的升起降落是語言、海水的潮起潮落是語言、大海中的風浪是語言，這些自然界萬物其所代表的涵義，以及宇宙中的一切，都是無形的自然語言，所以整個宇宙天地、萬事萬物，也都在說「無言的自然語言」。而天人合一道，就存在於這些卑微、困境之中，所以大自然的一切都是無形的語言，而這無形的語言就是「無言的自然大法」，這就是天人合一道的自然性。

天人合一道是自然之道，自然之道有其自然性，所以「道」是大家的，不是某一個人的「道」，也不是某一個宗教的「道」，更不是某一個大師的「道」。如果「道」是私有的，是某一個人或某一個宗教所專屬的，那就不是「道」了。「道」是眾生的，是全人類的，是用來提升人類生命層次與價值的。人只要能忘掉肉身的「我」，

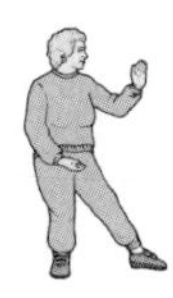

心量即能寬廣，像大海洋一般，無所不包，無所不容，好的壞的全部都包容下來。希望人類有心向道者，都能成道，但是人是否能成道，就要看他個人的慧根與智慧了，慧根好的、智慧高者，思想便能超越，能超越就容易得道，否則墨守成規、習性永遠成不了道，就像兔子、烏龜，累生累世都是兔子、烏龜，因爲習相近性相遠。人類想成道就得思想超越，超越自己的習性，則習相遠性相近，由人性進入佛性，所以能超越就容易得道。

普天之下都是衆生，所以都保有私心，唯有大道無私，誰有智慧，誰就先得道，誰的心量最廣大，誰就先得道，道是得不完的，因爲道就像太陽光一樣，怎麼得也得不完，這就是道的自然性。

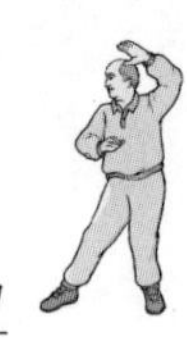

三、天人合一的廣大性

古代有太陽光，現代也有太陽光，這太陽光是古代的太陽光，一直延伸到現代，太陽光可以用來曬衣服、曬棉被、曬一切東西，任由多少人去曬東西，怎麼曬太陽光也曬不完。全世界的人都在曬太陽，使用太陽光，但是對誰也都沒有損失，也都沒有損害。

如果我說，太陽早上七點鐘會從東方升起來，下午五點鐘會從西方落下去，對一個長久住在山洞裡的人來說，他可能會不相信，他會說：「我從來沒有看見過太陽。」如果是這樣的話，我想這個人一定不知道什麼叫曬太陽？但是我只能提醒他，「有太陽哦！」我提醒了他，但是對我來說，我並沒有什麼損失。因爲太陽又

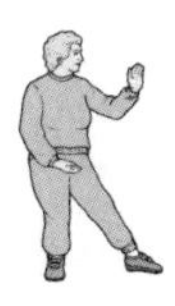

不是我的，太陽光用也用不完。但是對他來說，他若能思想超越，改變過去的習性，走出山洞看一看，可能改變他一生的命運。在這無形中，能利人而不損己，我們的心量也會日漸廣大，心量廣大才能容納、攝受　光體的能量，是爲有福報的人。

光體的能量用之不完，取之不竭，端看人能攝取多少。人的心量如茶杯大小，就只能涵取茶杯大小的容量；心量如水庫大小，就能涵取水庫大小的容量；心量寬廣若海洋，就能涵取像海洋般廣大的容量。所以要想成就，成神佛菩薩，祂們的心量都得無限廣大，都有普渡衆生疾苦之大願力，才能有所成就。所以要成就大道，就得思想超越、心量廣大及吃得了苦的大願力來行持才可以。

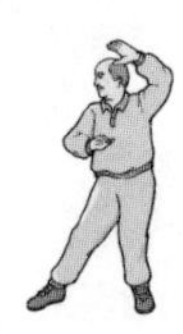

四、天人合一的隨順性

神佛菩薩、上帝，可以分爲內外兩類：宗教上所信仰的神佛菩薩、上帝，屬於外在的形上實體；人心中的神佛菩薩、上帝，爲內在形而上本體。形上與形而上略有差別，宗教信仰上的神佛菩薩、上帝，生而爲肉身之時早已成道、成神佛菩薩、上帝，歸屬於宇宙光中，早已沒有人的習性，所以人類不可能直接連絡、溝通得到祂們，因爲人類生命體的波頻能量很低，就像螞蟻的意識無法與人類意識溝通一樣。除非神佛慈悲，降低波頻與人類波頻相近，人類才可以與神佛菩薩、上帝溝通或者幸運的人遇到宇宙光，宇宙光推出其神佛菩薩、上帝生爲人時的肉身形相來感應人，如此人類才可以直接在宇宙光中，連絡到宗教上的神佛菩薩、上帝。

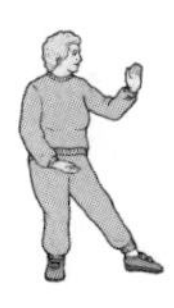

人類若要直接祈求宗教上的神佛菩薩、上帝賜福，那人類所得到的只是失望與埋怨。像教宗曾經努力地在祈求神佛上帝賜予世界和平與安定，但是世界局勢仍然動盪不安，天災、地變、人禍、戰爭，永無休止的繼續在發生。宗教信仰上的神佛菩薩、上帝，已無人慾，祂絕不會干涉人世間的事。祂無人的習性，故而無欲、無求、無爭、無念，心靜如水，無喜憂，無人間塵世的所謂是非、善惡，隨光而流轉，遨遊於法界。

在人類社會中，大多自以爲自己所爲者爲善，異己者爲邪惡，因爲人的慾望而製造出種種的邪惡，也因爲人慾而產生各形各式的大小戰爭。人慾所製造產生的互相殘殺與惡鬥，都是人類的慾望所流露出來的自然現象。若站在宗教上，以神佛菩薩、上帝的立場來看人類，如同人類在看螞蟻一般，人類與螞蟻都是衆生之一，所以只能順其自然，順其人慾之互相殘殺、鬥爭而自生自滅。當人看螞蟻在打架、爭鬥時，亦絕不會去過問誰對誰錯，因爲這些都是身爲肉身生命的自然定律。

人類若欲平息戰爭，就得先平定人之慾望，人的慾望若無法平定，則戰爭就永

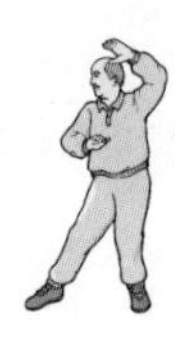

遠無法休止，因此人類向宗教上的神佛菩薩、上帝祈求和平安定，顯然無效，甚至神佛菩薩、上帝毫無反應！世界各地不但不能和平安定，戰爭反而更加激烈。既然人類對宗教上的神佛菩薩、上帝的祈求感到失望，人類何不由外求轉而向內試試看，向內找尋眞正存在於每一個人內心中的神佛菩薩、上帝呢？可能由於你的思想超越，改變了你一生的命運！

五、天人合一是內求而非外求

佛學說：「外求非正道」，在人類的內心中，早就居住著眞正的神佛上帝，只是人從未內求而不自知，這個內心的神佛上帝，祂與人之肉身，生生死死而同時存在。打從人一出生到老死，大多數的人一生都在向外求，從來沒有知覺到，自身的

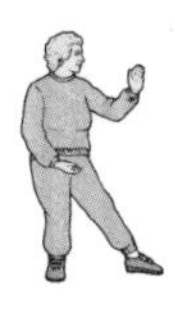

內心尚存在著屬於各人所有的神佛上帝，此神佛上帝係指人心中的本體。

耶穌說：「神在心中」；釋迦佛也說：「佛在心中莫遠求」。那爲什麼耶穌的信徒、釋迦佛的信徒以及大多數的人，都還是向外求呢？這就是衆生還是用自己的五官意識，把自己的本體意識掩蓋住了。本體屬於人自己肉身的生命父母，也是內在的神佛上帝，只有祂會眞正的保護肉身、照顧肉身，因爲肉身是祂的獨生子。耶穌也說過，祂是上帝的獨生子，這裡所講的「上帝」，是內在的「本體」，而傳道者誤以爲上帝即是宇宙主宰，誤導了信徒。否則耶穌也說過：「我是上帝的宮殿，上帝在我裡面」，這句話又作何解釋呢？上帝是本體，宮殿、我是指肉體而言。由於認知的不足又沒有境界的體會，一直向外求耶穌、求釋迦佛，這樣子人已經忽略掉了自心本體，所以越修道反而離道越遠，本體當然永遠無法顯明。

耶穌的教義與釋迦佛的教義都很正確，只爲傳教者的誤導，或許是衆生眞的沒有把耶穌和釋迦佛的教義聽進去，反而向外拜偶像。如果拜偶像可以成道永生的話，那沿著拜偶像的原理來探討，把它推演上去，那耶穌和釋迦佛是拜誰成道永生

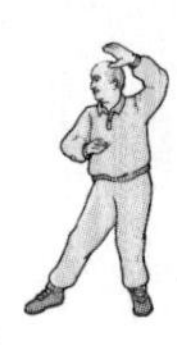

的呢？祂們並沒有拜偶像，祂們堅決反對拜偶像。耶穌說：「誓言三日燬掉廟宇」；釋迦佛亦從未要人蓋廟祭祀。那麼祂們拜什麼成道永生的呢？祂們是拜自己內心的神佛上帝──本體，才得道永生的。祂們成道永生是事實，因爲本體顯明後，就能接近宇宙光明體，攝受宇宙光明體的能量，就能成神成佛了。其程序是遇斯光、思斯光、覺斯光、觸斯光、悟斯光、明斯光，投入其光，得光照明，再出斯光即爲成道！

六、天人合一成就，就是成道

本體顯發、顯明，就是達到天人合一境界，達到天人合一境界就能單元性分身，像耶穌一樣可以顯相升天，可以顯出各種神通功能變化，當本體帶著肉身五官

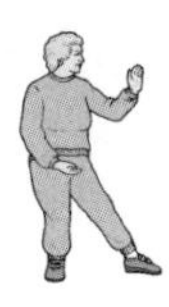

意識投入光中，攝受光明體的能量，再出光中即為成道。

氣功是靈修的入門，氣功可以改善體質，可以強化健康，可以延年益壽，達到肉體形下的需求。進一步入門靈修天人合一，可以提升生命的層次，達到生命永生的境界，則此生生命更具價值，這樣才是練功的最高境界。所以練功求道簡單的說，就是求本體顯發，就是這麼簡單。

眞正的在求道，並不必刻意的往形式上去走，像閉關、唸經、吃素、戒律，這些都只是方式而已，不是目的。往這方面走想成道，反而比較困難，因為這些形式束縛太多了。老子《道德經》上說：「人法地，地法天，天法道，道法自然」，所以道是自然的。只要人的五官意識放低沉一點，時時往本體的思想方面走，能時時往本體的思想方面走，念念相續那就很快了，其餘的你可以不去注意它，在日常生活上、思想上只要抓住本體，以本體為圓心，禮敬宇宙光明體，感恩宇宙光明體就行了。因為宇宙光明體是整個宇宙的中心點，整個宇宙時空都是宇宙光明體在照明、供給能量，宇宙光明體的身旁，還有很多很多的神佛菩薩、精神體，光明體之廣

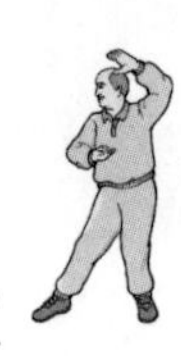

大、之浩瀚，實在令人敬畏、令人讚歎不已！

一個成道者都能擁有本體與光明體的神通功能，六眼（肉眼、天眼、慧眼、法眼、佛眼、明眼）與七通（天眼智、天耳智、天心智、神足通、宿命智、漏盡智、如意力）俱足，能分化無限千百億分身，無所不至無所不能，可以突破一切障礙（比大衛、張寶勝之功能勝過千百倍），能改變世間一切質能，其範圍小至顯相、變化身、附身、隱身、飛行走空、穿牆越壁、醫病、復活等等，大至排山倒海、天翻地覆、天轉地搖、日月無光、時光倒流，宇宙天地之事，無所不知，無所不能。最近有為數不少的天人合一修持者，得維摩詰解脫境界便是最佳證明，所以二十一世紀是中國人的世紀，台灣人的榮耀！

附錄——不生病之真法

張家瑞 博士

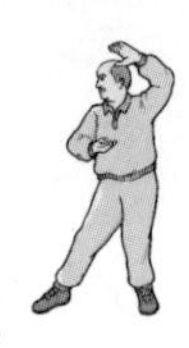

《不生病之真法》一書作者張家瑞醫學博士，著有《不生病之真法（續）》、《健康的人生》和《養生祛病妙法》等。作者近十多年來致力於人體小宇宙的自然法則之研究，對人類健康醫學有極重大之突破，曾旅居中國大陸數年，宣導與傳授健康真理，深受大陸醫學界人士之肯定與好評。

今念及人體健康與練氣之關係密切，因此於本書中特地提供一些健康真理，給有志勤習氣功者能藉此相輔相成，以期百尺竿頭更進一步，繼而達成三花聚頂、五氣朝元，以至還璞歸真之崇高境界，是所欣頌。

俗語說：「當真理還在綁鞋帶時，邪魔外道已走遍全世界。」自古以來，不論是帝王之尊、大富豪們或是一介平民，人人似乎都偏愛聽到不真不實的謊言，因此才有忠言逆耳、忠臣早死之一說，以及不知說謊者將交不到朋友，以至終身孤獨；而今現代社會更是真真假假、假假真真，騙術琳瑯滿目、花招百出，令許多善心之輩幾乎都被騙怕了，因此一提到「真法」，或許有人反而會認為是騙人，不過既然提到真法，若不是很真就是很假，那麼到底是真是假，還是請讀者諸君自己去評斷

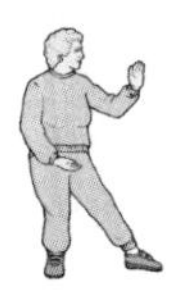

吧！而且本文只是摘錄《不生病之真法》的一小部分而已，更難以闡述得非常清楚，不過讀者諸君若想進一步探討，不妨再參閱《不生病之真法》吧！

一、治病治心

富貴長命乃人類自古以來不斷追求的一大目標，而富貴長命的基礎就是健康，健康乃萬事基礎中的基礎，無論命運、事業、財運、家運、體力、記憶力、孩童的學業，以及種種偉大的抱負和理想，都須以健康爲基礎；人一旦失去健康，身旁的一切都將隨之失去，我曾經強調過，成功必須具備許多優越的條件，而失敗只要一個因素罷了，健康也是如此；因此我經常提醒周遭的病患或親友們：「生病容易，健康難」。並非一般未被病魔折騰過的人，所認爲的「打一針、三包藥」就可以健康

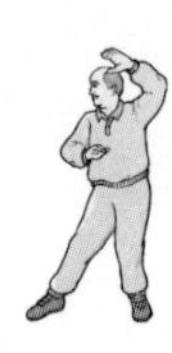

無病，應該沒這麼簡單吧！

中國醫學自古即強調「治病治心」。治心係指心理建設、心理障礙的排除和觀念上的改變。譬如診病不僅在求瞭解病患的疾病，若能明察秋毫把病患的毛病一一道破，無形中可使病患衷心信服，甚至認爲已找到名醫，病癒在望，這就是心理建設；當一個人已失去求生意志時，縱然神仙下凡仍然無法挽回此人的生命，因此爲求使其病癒，則須先排除其心理障礙。

《不生病之眞法》一書所述之健康眞理，乃古代中西醫學、中國道家養生哲理及佛學經典等健康眞理之總結，其學理或營養觀與讀者諸君現有的觀念或許是一百八十度的大轉變，若讀者諸君的觀念無法轉變時，欲求健康無病將困難重重，因此觀念的改變亦是治心的一大重點，尤其心理因素影響人體健康甚鉅，因此作者於此特加強調，希望讀者諸君對本篇的許多理論莫先行否定，待小心求證後再做定奪，以期閱完本篇後，會有所受益。

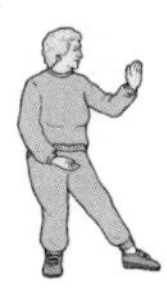

二、方法，眞法!?

古人云：「來八去五必定受苦，來八去八必定得法。」「來」字八劃，「去」字是五劃，「去」加上三點水即成八劃的「法」字，係指凡事都必須有方法，而且是正確的方法，否則就必須受苦、吃苦；譬如想賺大錢，若不得法時，縱然終生拚命仍將是兩袖清風，讀書不得法則事倍功半，欲求健康仍須得法，否則永遠健康不了。

何謂正確的方法？就是自己身體力行、親身實踐之後，眞正得到最好結果的方法，而不是道聽塗說、以訛傳訛，也不一定是權威人士、專家們所倡導的大理論。以健康而言，如若不能幫助每一個人都能達到健康無病的方法，都不屬於正確的方

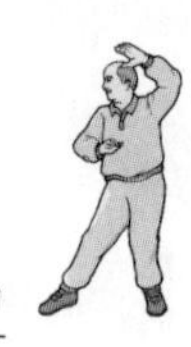

法，無奈現代有大多數的人只相信權威、專家所說的，以至於越根據營養學家的理論去實踐，以及越相信權威的醫學專家者，則將越來越不健康，而終生成爲醫院的常客，每天依賴藥物維生，然而卻仍不知覺醒者比比皆是，實屬可悲與可嘆！

所謂正確的方法、眞法或眞理都一定非常簡單，絕對不複雜，因此台灣有句俗語：「眞功夫道破不値三文錢」，係指眞功夫包括眞理、眞法都非常簡單，甚至簡單得令人無法接受，因此自古以來，人類都一直在複雜中求眞法、求眞理，但是否求到了呢？其實眞理與眞法很單純，是人爲的複雜化而已，若欲求健康無病、富貴長命，依此眞法、眞理去實踐，屢試不爽。

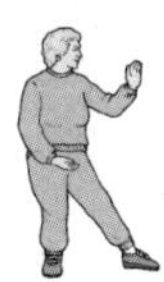

三、何謂體質？

體質即人體細胞的生存環境，亦即現代醫學所謂的內環境，有如水質即魚蝦的生存環境，水質不良時魚蝦就無法生存，而土質也就是花木的生存環境，土質不良時花木當然也無法生存；當人體的體質不佳時，細胞亦將無法生存而死亡，細胞大量死亡時，人體也就會產生種種的自覺症狀或疾病，因此欲求健康無病，則須徹底改善體質，也就是指身爲醫生者欲使病人的疾病痊癒，其主要工作就是改善病人的體質。

台灣由於健康資訊缺乏，使得台灣人近五、六十年來一直認定「頭痛醫頭、腳痛醫腳」的醫學才是權威，只認爲止痛、抑制才是治病，只要不痛就認爲沒病，醫

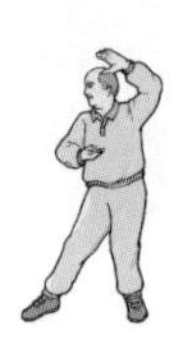

生只要能讓病人在非常痛苦中立即得到舒緩，病人就很高興的高喊：「醫生萬歲！」明天又痛是明天的事，但是止痛卻治不了病，因爲疼痛是人體細胞死亡過程中所引起的發炎、腫脹，而壓迫到神經所致，神經只是將此訊息傳達給大腦，使大腦能迅速掌握整個人體的病變和種種的變化；止痛的作用只是麻醉神經，使大腦暫時失去人體病變的訊息而已，當神經又恢復知覺時，痛感即至，因爲人體的病變仍未消除，這有如某大樓的某個房間發生火災，大樓管理處的警鈴會響，警示燈會亮，管理員即可明確知道哪個樓房發生火災，而立即連絡一一九，請消防人員來滅火，以防止災情擴大；止痛的作用就像管理員把警鈴和警示燈的電源切除而已，火災並未消除，當電源又恢復時，警鈴仍然再響，因此止痛絕治不了病。

由於止痛、抑制無法使人病癒，因此醫生往往都會告訴病人：「您的體質不好。」係指病人的體質不好，而不是醫生的醫術不高明，終於使「體質」兩字一直成爲醫生的避風港，也就是醫生用來掩飾「無法」的最佳搪塞之辭。

人體是由百兆億的細胞所組成，當體質不佳，亦即細胞失去了良好的生存環境

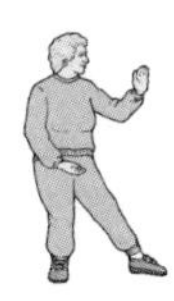

時，人體就會產生種種的病變，當醫生欲求病人病癒，則必須改善病人的體質，使細胞恢復良好的生存環境後，人體的細胞才能活潑、強壯或再生，當人體的每一組織或臟腑的每一個細胞都非常活潑、強壯而各司其職時，也都能順利的完成種種新陳代謝，而人體的自然治癒本能亦隨之增強，疾病就會自然消失而痊癒，這才是身爲醫生者的天職，並非把責任推卸給「體質」就算了事。

體質兩字亦涵蓋了遺傳基因，因此當醫生提到遺傳兩字時，也表示他亦已無能爲力了。其實，爲人父母者的體質不好時，所生下的子女其體質也必定不佳，這就是所謂的遺傳，譬如父親腎功能不佳，母親肝功能低落，其子女的肝腎功能亦必然不佳，所以父母親的體質也就是子女們的先天體質，因此國父孫中山先生強調：「強國必先強種，強種必先強身。」因爲只有健康的身體，才能生出健康的後代，有了健康的人民，國家才能富強，幾乎每位爲人父母者都在望子成龍、望女成鳳，都希望下一代不輸在起跑點上，其實所謂的起跑點，係指精子與卵子結合的那刹那，也就是父母身體的健康與否。

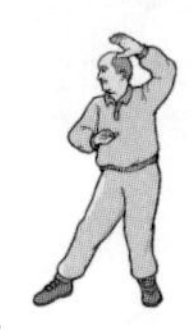

四、陰陽調和

身心平衡，以致中和，乃中國治病治命之最高準則；人只要過度思考、煩惱或憤怒，都將使血液酸濁，因爲酸能蝕骨腐肉，所以古代中醫強調「血濁萬病到，萬病由酸起」。因此欲求健康無病、富貴長命，則必須保持身心平衡，方可達成陰陽調和，即人體的血液、體液呈酸鹼平衡的狀態，細胞才能正常生存，人體才能無病。

致中和，係指陰陽調和，亦即酸鹼平衡，因此萬經之首的《易經》中強調「陰陽失調就是病」。現代人由於飲食錯誤、空氣和水質污染、西藥和化學品的污染，以及缺乏運動和生活緊張、壓力等，導致人體內的酸毒與日俱增，使人體細胞的生存環境遭受嚴重的破壞，才引發種種的現代病、慢性病。

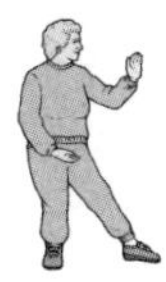

爲何酸能蝕骨腐肉呢？譬如人體肌膚一沾到硫酸、鹽酸就會潰爛，把人體拔出的蛀牙丟入可樂飲料中，三、五天後這顆蛀牙就被可樂飲料的酸所蝕化；人體內的酸毒偏高時，胃酸亦將隨之偏高，胃酸過高則將腐蝕腸胃細胞，而引起胃潰瘍、十二指腸潰瘍，而目前現代醫學仍認爲是黴菌所引起，但檢查不出黴菌的就說「病因不明」。當人體酸毒偏高，將導致人體各組織或臟腑的細胞無法生存，而大量死亡，若肝細胞大量死亡就會引起肝硬化，腎細胞大量死亡而無法完成濾尿工作時，也就是西醫所謂的腎功能衰竭，因此欲求人體無病，首先必須儘量防止人體內的酸毒增加。

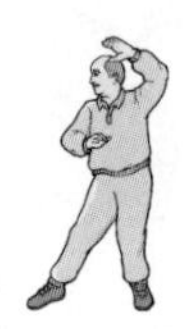

五、健康與美味

台灣目前幾乎所有「吃」的東西，都打出「健康與美味」的口號，古時至聖先師孔子亦主張：色、香、味；那麼美味與健康是否相關呢？你是否看過有嬰兒一出生喝到牛奶即嘔吐或拉肚子的，或者一斷母奶後一吃到魚或肉等即吐掉或嘔吐者，爲什麼會這樣呢？因爲人體非常健康時，是屬於鹼性體質，鹼性體質則喜食鹼性食物，如青菜、海帶、海藻之類，而不吃魚、肉之類的酸性食物；反之，越酸性體質的人，則越喜食雞、鴨、魚、肉、蛋、豆類、油、鹽、糖和牛奶，以及相關的酸性食物，嬰兒吃的奶粉不僅加工過，而且又添加多量的糖粉。糖乃強酸，因此健康的嬰兒一喝牛奶不吐即拉，但是由於現代人缺乏正確的健康理念，一看嬰兒一喝牛奶

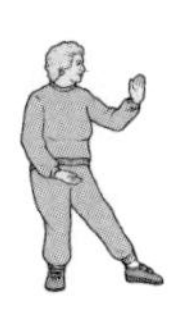

就吐或拉，就趕快把嬰兒帶去看醫生，因爲西藥本是強酸、毒素，經過大量服食或注射西藥酸毒後，嬰兒的體質也就漸漸呈現酸性，再喝牛奶也就不再吐或拉了，爲人父母者則非常高興，稱讚醫生的醫術高明。

其實嘔吐或拉肚子都是人體與生俱來的本能，當人體察覺某種食物有害人體健康時，人體的本能就會排斥，剛吃進胃的有害食物就會從口排除，已通過胃的幽門而進入腸子的不好食物，則將從肛門排除，因此食物中毒者通常都是上吐下瀉，但是人在食物中毒時才會上吐下瀉，則表示此人的人體本能、抗體已較弱，所以平時吃到魚、肉類等不利於人體的食物時，仍不知排斥，必須吃到毒素較高的食物，人體才能察覺，才知發動上吐下瀉來排除這些嚴重危害人體的有毒物質；食物中毒以現代醫學的立場，都認爲是大腸桿菌或葡萄球菌而引起的，其實所有的食物中毒都與海鮮或蛋類有關，因爲海鮮和蛋類都屬於高營養的食物，這些高營養食物並非人體所能吸收與利用的，尤其越高營養的食物，腐敗後則變得越酸、越臭，毒性也越強。然而蔬菜腐爛後無臭味，而肉類腐爛後則很臭，而海鮮和蛋類腐爛後則更臭。

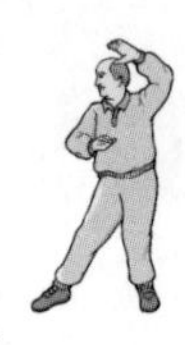

第二次世界大戰後，營養學家和醫學專家們高喊：「蛋白質是人體生命之源」，使得現代人趨之若鶩，台灣光復後，較富裕的家庭三餐即大魚大肉，既然美味又可吃出健康，也就順其自然的大享口福了，因此現代文明病在台灣也隨之迅速蔓延。所謂的現代文明病，在古代則稱爲富貴病，是有錢人所專有的病，因爲只有大富大貴人家才有條件三餐大魚大肉，也才有機會得這些富貴病；時至今日，台灣雖也有人推展生機飲食，可是仍有大多數人對於雞、鴨、魚、肉等樂此不疲，有人說：「既然營養又美味，寧可吃到人死，也不要人死而吃不到」，應該是吧！

六、營養與健康

當美國的逆滲透純水機剛引進台灣時，我就告訴周遭的朋友們：「三年後將有

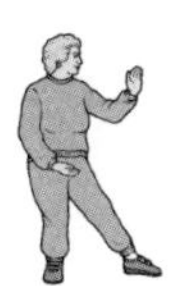

更多的人，骨質會更疏鬆了。」因爲純水是世界上最窮的水，水中窮得一無所有，已無種種的礦物質和有機物等等，是一種不完整的水，當這種純水喝入人體後，爲了恢復成完整的水，則必須大量攝取人體的鈣離子和礦物質，當純水恢復成完整的水後，才會將人體所需的鈣離子和礦物質回饋給人體，可是純水每次攝取十成的鈣離子和礦物質，只回饋給人體八成或九成，其中的一、二成隨著人體的流汗與排尿而流失；我們人體的骨骼就是鈣離子（骨髓）的銀行，當鈣離子大量流失時，骨骼就會開始疏鬆了。

若嬰兒一出生即給予喝純水或用純水沖泡奶粉，只要半年左右的時間，即可發現此嬰兒的成長比其他嬰兒緩慢許多，這也是因爲此嬰兒骨鈣大量流失之故，這不是理論而是實際，不相信的人可以親自去體驗印證！反正半年的時光不算長，很快就可得到結論。

有人說：「純水機是高科技的產品，而純水是合乎世界最乾淨的水。」應該是吧！可是全世界最乾淨的水，並不代表是最有益人體的水，誠如人們都認爲有錢人

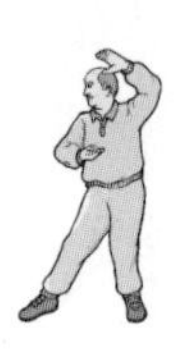

因不缺錢，所以不會當小偷，這似乎非常順理成章，但是可能這個有錢人的錢，不僅是偷來的，而且是搶劫而來的，您認爲可能嗎？或許是吧！

談到營養，我也經常強調：「營養學家所倡導的營養，並不代表是人體所需要的營養。」換句話說，營養學家所倡導的營養只是理論上的營養，並不是人體眞正需要的營養，因此越注重營養學家所倡導的營養，且越有條件迎合醫學專家們所強調所倡導的營養者，似乎找不到健康的人，這些人反而比一般人更爲體弱多病，這樣的生活哪會安呢？

因此我一再強調，必須親身體驗、身體力行，不要迷信權威理論；那麼什麼食物才是人體眞正所需要的營養呢？就是青菜和水，或許有很多人一看到「青菜和水」時，心裡已在嘀咕，只吃青菜與水，人體的營養一定不均衡的；之前剛強調過要親身體驗、身體力行，好好的吃上三、五個月的青菜與水後，視人體健康之變化後才下定論吧！其實青菜與水是造物者賜給人類最佳的健康食品，換句話說，人類若想健康就必須多吃青菜、多喝水，其他如雞、鴨、魚、肉、蛋、豆類、油、鹽、糖和

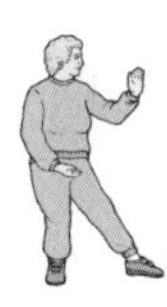

牛奶以及相關之食物吃越多，人體就越不健康，這不是理論，請讀者諸君好好去實踐與印證吧！因爲葉綠素和人體的血紅素成分最接近，現代兒女不吃青菜、不喝水，因此個個臉色蒼白，氣血不足，應該不會是魚、肉類吃得不夠多吧！

那麼哪些青菜才有益人體健康呢？⑴越綠色的青菜，也就是葉綠素越高的青菜，越有益人體健康。⑵生命力越強的植物，則越有益人體健康，如地瓜葉、野菜等。台語說「很臭賤」的東西，所謂很臭賤，亦係表示隨便一丟，它就會生長，像這種生命力如此旺盛的植物，才有助人體的健康，若必須小心照顧栽培的生物，稍不小心就會枯死，其生命力一定薄弱，但是價錢一定昂貴。生命力薄弱，價錢昂貴的東西，並不一定對人體健康有幫助。相反的很臭賤的青菜，富有生命力，隨手可得，確是上天賜給人類的最佳食物，是上天養活人類、不分貧賤的基本食物。

一提到青菜，或許讀者諸君就會聯想到農業的殘留與化學肥料的毒素，這些殘毒或許可以借助洗劑加以排除，但是雞、鴨、魚、肉類反而更糟糕，這些東西本屬酸性食物，而且又殘留大量的抗生素、賀爾蒙，在無從選擇之下，人類欲求健康，

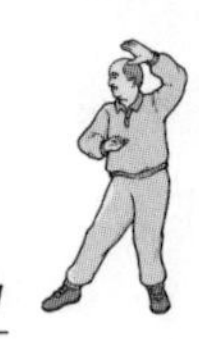

仍然是青菜與水罷了。

七、人體生命之源——骨髓

古人云：「十滴血一滴精，十滴精一滴髓。」人體的造精（內分泌）、造血、唾液、免疫力、免疫細胞、自然治癒力，以及人體內每天所增加之酸毒等，都是依靠骨髓一點一滴的釋放出來，來完成這些任務的。人體的生命就像燭光，骨髓就像蠟燭，俗語說：「春蠶至死絲方盡，蠟炬成灰淚始乾。」當一根蠟燭的蠟油耗盡時，燭光就將隨之熄滅，人的生命也是一樣，當人體的骨髓耗光時，一生也將劇終人散；譬如癌症病患在癌症末期都會產生劇痛，當所有止痛劑都已經失效時，最後只有打嗎啡針，剛一開始一、兩個月打一針即可止痛，漸漸的演變成一星期打一針

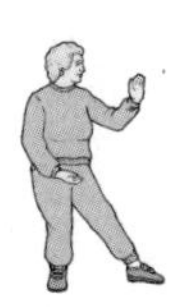

才能止痛，最後一天連打十幾針仍然無法止痛，病人終於無法忍受劇痛，而日夜掙扎翻滾而死。

嗎啡是一種毒品，也是現代醫學的最後法寶。嗎啡係屬強酸，它可促進人體骨髓的大量釋出，以中和癌症的酸毒，因此可暫時讓疼痛獲得紓解，可是骨髓在如此大量的釋放下，將很快耗光，當骨髓耗光之時，再多的嗎啡針都起不了作用，而人的生命也就劃上了休止符。嗎啡可促使人體骨髓大量釋出，這種方式可稱之謂「借支」。俗語說：「有借有還，再借不難；有借無還，再借困難。」人體骨骼就是骨髓的銀行，借支方式雖可立竿見影，可是卻非長久之計，就好比向銀行借支三百萬元，可立即擁有一部豪華賓士汽車，不必慢慢儲蓄，但若付不了本息，無法還清債務時，或許就會有困擾吧！

古道家云：「精滿、氣足、神自在。」吾人欲求精滿，必須先求骨髓飽滿，人唯有精滿才能氣足，氣足神才能自在。人體骨髓飽滿之因素有二：其一為先天因素，即父母親的身體健康，也就是父母親本身的骨髓飽滿。其二為後天因素，即生

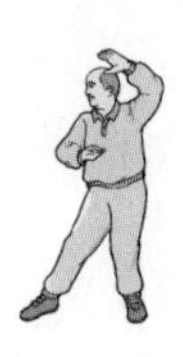

活起居正常，飲食得當、清心寡慾，儘量避免骨髓之大量流失。或許讀者諸君的心裡又在嘀咕：「現代醫學專家說的，人體的骨髓在十四天就可以再生。」應該是吧！假如人體骨髓在十四天即可再生的話，為什麼婦女懷孕生了幾個小孩後，臀部就會變大呢？臀部變大是因為胎兒在成長過程中大量的攝取母體的營養和骨髓（鈣離子），當母體臀部骨骼的骨髓被胎兒大量攝取後，將導致母體的臀部骨質疏鬆。俗語說：「骨美，肌肉才會美，肌肉美，皮膚才會美。」當人體的骨質疏鬆後，肌肉也就隨之鬆弛而不再結實，形成了虛胖。因此婦女在生了幾個小孩後，基於上述原因，所以臀部也就隨之增大。

於此順便一提，肥胖之主要原因有二點：其一為骨質疏鬆，其二為新陳代謝失調，以至人體體內多餘的脂肪、廢物無法排出體外。好比一個家庭，每天製造兩袋垃圾，當這個家庭的主人在年輕力壯時，每天都能把這兩袋垃圾提出去，家庭一定保持得很乾淨，可是當年邁體力衰退之時，每天只能提一袋垃圾出去時，這個家庭的垃圾就會每天越積越多，這個現象換成囤積在人體時，就是虛胖。人體會骨質疏

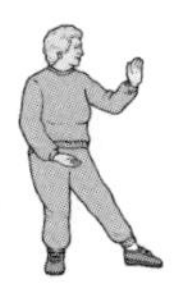

鬆或新陳代謝失調，當然與酸性體質有關係，而造成酸性體質之主因，飲食的錯誤佔極重要的因素，其次大概就是西藥了。

八、藥是毒？

《中華日報》於一九九八年七月三十一日的副刊刊出〈藥是毒？〉，作者黃崑巖特引述了藥理學家杜聰明的一句話：「我研究的是藥，但我的秘方是不吃藥。」杜聰明先生是第一位獲得日本京都大學醫學博士學位的台大校友，早年已是藥物學教授，台灣光復後是台大的首任院長，後來又創立高雄醫學院。假如藥是毒的話，毒藥只能令人喪命，豈能使人健康無病呢？因此，日本大阪帝國大學病理學教授片瀨淡博士曾經嚴厲的指責現代醫學是一種造病的醫學，僅僅在增加疾病。

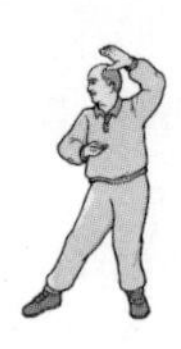

其實不僅西藥屬強酸、毒素，包括許多的營養品、維他命等也都帶有微毒，以及許多中醫藥材也都帶有毒素。「藥」字乃草字頭底下一個樂字，此乃先聖先賢用來告訴我們，當有病不快樂之時，只要吃草就會快樂，草是指青草、青菜之類，昔時鄉下的貓、狗，有病時都知道到野外去吃草，可是現代人誤解先聖先賢的美意，有病吃藥，沒病也在吃補藥，演變至今卻大量的吃西藥、毒藥。

藥物雖然可使人體的痛苦獲得短暫的舒緩，可是長期服用藥物，必將使得人體體內的酸毒劇增，當這些藥物毒素積存到某一程度時，人體即將出現更嚴重的疾病，如癌症或尿毒症等等，雖然西藥是權威醫學與科技下的產物，但是還是少吃為妙。

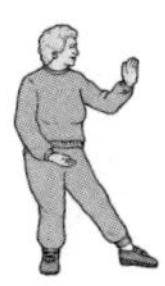

九、腦筋急轉彎

為什麼一天刷牙百次，仍然是滿口蛀牙呢？為什麼天天漱口，仍然是滿嘴口臭呢？為什麼小孩越加照顧，反而越不健康呢？為什麼渾身不舒服，醫院仍然檢查不出病來呢？縱然檢查出病因，但是仍然治不好呢？

為什麼!?人類自以為很聰明，科學、醫學如此發達與進步，營養學、養生學又懂得不少，而疾病卻越來越多呢？反之，動物什麼都不懂，豈不是該絕種了嗎？可是野生動物若不受人為的破壞，牠們生存得比人類還健康、還自在。倒楣的是，被人類飼養後也就會生病，眞奇怪！

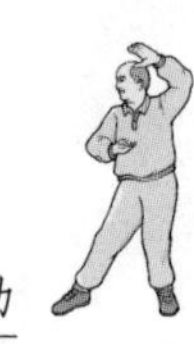

十、無病論

有一次我到某寺廟去拜訪一位得道高僧，此高僧年逾八十，氣宇不凡，談笑風生，炯炯的眼神中展露出精、氣、神十足與過人的智慧。聊談之間，我言起「世人本無病，世間亦無藥」時，此高僧十分贊同的說：「古佛經亦曾經強調：佛子無病。」

在整個大宇宙、大自然中，存有其自然法則，人體乃屬小宇宙、小自然體，仍有其自然法則。譬如小兒痲疹、水痘、痰、咳、發燒、青春痘、富貴手、香港腳、皮膚病、癬、嘔吐、腹瀉、赤白帶、痔瘡流血，以及狐臭、腳臭等，這都和排汗、排尿、大便一樣，皆屬人體排除體內廢物、酸毒，邁向調和無病的自然現象，亦即

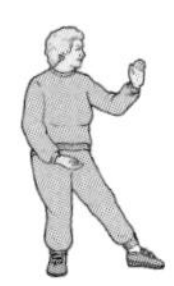

假象、假病罷了。

奈何人類無知，發明了種種的藥物來橫加抑制，使得人體體內的酸毒無法排出體外，而演變成各種眞病或絕症，以至藥石罔效，而謂之「眞藥醫假病，眞病無藥醫」，這其實就是閉門留寇的後果。何謂閉門留寇呢？係指小偷進門來，而當家主人把門堵死，欲打一一〇報警捉賊，請問後果將會如何悽慘呢？

古聖先賢曰：「順天者昌，逆天者亡。」「天」係指自然，人類不斷的破壞自然、違反自然，包括違反人體的自然法則等，這都屬於逆天，請問，人類豈能長命無病嗎？在此順便一提，食物加工越多次，營養則流失越多，也就是越加工越遠離自然。譬如將煮沸的水放涼後，用來澆花、養魚，花木及魚兒都活不了，因爲未燒開的水係屬活水，而煮沸的水已屬死水，因此古道家強調，「不食人間煙火者爲神仙」。不食人間煙火即指生食，神仙係指人若健康無病，方能逍遙自在似神仙。

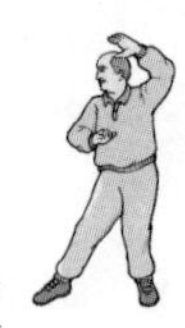

十一、無知之過

曾經有位馮小姐來電話說：「我有個侄兒的體質自小就很奇怪，出生七個多月斷了母奶之後，一吃到魚、肉就嘔吐或吐掉，三、四歲時有一次發高燒，體溫達攝氏四十多度，到醫院求診，一直打針、吃藥，仍然燒了好幾天，最後高燒退了，可是卻演變成地中海型貧血，繼而接受化療，現在又演變成半身不遂，由於造血功能全失，而做了一次骨髓移植，花了八百多萬元，幸好健保局補助一半。本來在台灣每兩天須注射一次血漿，而現在在澳洲則四天才注射一次血漿，請問張博士，我這侄兒是否有救？該如何調養呢？」

我聽了這番話後，深爲這孩子和家人感到惋惜，因爲這孩子本是一個大富大貴

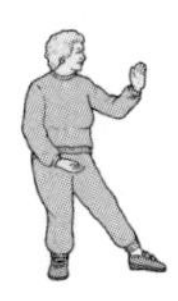

的小孩，卻因父母的認知不足，將孩子搞成如此悲慘的下場。我在《不生病之眞法》和續集這兩本書中，都有詳細闡述。當吃到魚、肉類後，人體即有排斥現象及會發高燒達攝氏四十幾度，這都象徵著這小孩的體質很好，很健康，尤其到醫院一直打針、吃藥仍抑制不了，而繼續燒了好幾天，更表示這孩子的抗體很強，也就是生命力非常旺盛。有了這麼強的生命力，即是好命，有了好命才會有好運，將來必是前程似錦。無奈由於父母的認知不足，造成孩子的終身遺憾，爲人父母者心能安嗎？能不懺悔嗎？

馮小姐聽了我這麼一說，立即回答說：「對！對！這孩子自小的確很聰明，兩三歲時就會接聽電話。」我在《不生病之眞法（續）》中提過，小孩子的抗體越強時，必須注射越大量的藥物才能強加抑制，才能削弱人體的抗體，使人體沒有能力發動高燒或其他種種的自我改善，可是越大量的藥物、毒素對孩子的傷害則越大，終於使一個原屬大富大貴的孩子，演變成「歹命子」，請問這是誰之過呢？

其實目前的台灣像這種實例已不在少數，雖然我們不敢肯定所有的智障、殘障

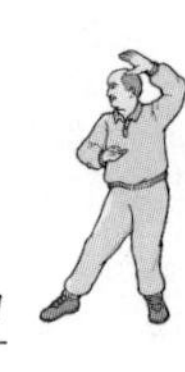

的孩子，都是這種錯誤醫療下的犧牲者，但是應該八九不離十吧！當我有一次提到這病例時，有位楊小姐馬上回答說：「我的大兒子也是這樣的，原本很聰明，因爲高燒到四十幾度，送到醫院打針、吃藥仍然燒了好幾天，燒退後也演變成地中海型貧血，醫生說必須要化療，我堅持不肯，幸好友人介紹我參閱了《不生病之眞法》，否則我這孩子亦將發生相同悲慘的下場。」

另外有位林小姐說：「我有個男兒，出生後泡奶粉給他喝就會嘔吐或腹瀉，只好將糙米磨碎熬粥給他喝，有一次發高燒達攝氏四十幾度，連續好多天，送醫後仍然一直不退燒，我認爲這不是辦法，而改服中草藥才退燒，後來每再發燒時，我再也不送醫院了，現在我這孩子的確很聰明，功課也一直名列前茅，就誠如張博士在書中所寫的，小孩子每發燒一次就聰明一次。」我聽了非常恭喜她，而且又向她強調說：「妳這孩子如今又接受中華自然醫學，他的抗體又會再增強，仍將會再發高燒。」發高燒乃人體自我改善的最高表現，但是由於現代醫學的誤導，說是小孩子發燒過度會燒壞腦細胞而變成白癡，天下父母心有誰願意養出一個白癡兒子呢？因

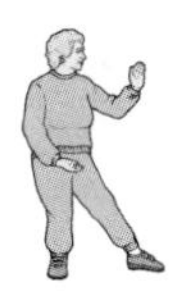

此寧可信其眞，而且是醫學專家所說的，有科學數據和臨床報告，這應該錯不了。回顧現代醫學之興起才兩百年，引進台灣還不到一百年，而今智障兒童卻與日俱增，其比率反而比古時候沒有現代醫學時來得高，這或許不是因發燒過度而變白癡的吧！因爲古時候的小孩子，其抗體都比現代的小孩子強，每一個孩子在成長的過程中，必然會有無數次的高燒，譬如嬰兒出生三、五天，人體就會發動高燒來增加抗體；在長牙齒時，人體爲了釋出骨髓來製造牙齒，也將會發高燒。人體長高就像鋼筋在拉長，需要發動高燒來完成，在這種人人都必然會發高燒的情況下，抗體越強的孩子，其所發動高燒的頻率與溫度也越高，那麼古時候的人豈不全是白癡了嗎？

因此小孩子的白癡應該與發燒過度無關，應該是藥物毒素直接傷害到腦細胞所引起的。尤其是父母親身體非常健康所生出的孩子，或者是排行老三抗體較強的孩子，其人體發動高燒的溫度也比較高，所以在送醫後必須注射較大量的藥物毒素才能強加抑制，使人體沒有能力發動高燒來完成人體的自我改善，這種注射較大量的

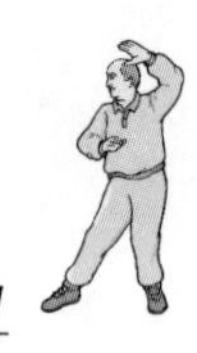

藥物毒素，造成白癡的機率也相對較高。已造成白癡的孩子，若欲使其復原，仍須再培養其抗體，使抗體有能力再發動高燒，來完成人體的種種改善，甚至必須發動上吐下瀉或皮膚排毒，來排除人體體內的西藥和酸毒，要有此條件，白癡的孩子才能恢復原有的慧敏天資。或許只有此種方法，否則華陀再世也無能為力的！

十二、人體之本能

西醫鼻祖希帕克拉底斯於二千四百多年前就已強調：「人體本身就擁有促進健康的本能，醫生只是幫助病人恢復健康的助手而已。」他認爲汗、尿、大便、痰、咳、排膿等這些分泌物的排出體外，人體才能產生調和。當血液調和、還原時，疾病才能痊癒。因此他認定產生這些自覺症狀的現象，就是人體爲求促進邁向自然的

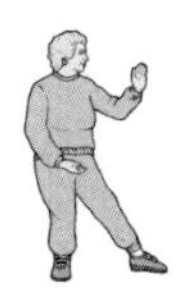

調和之道，絕不可因爲這些分泌物的排出會使人體感到痛苦而橫加阻止，否則人體將永遠無法調和，終於使疾病纏綿不癒。所以他又強調：「無端的投以藥物，企圖抑制這些症狀的作法，完全屬於邪道。」

現代醫學早已違背了鼻祖之意，完全背道而馳，反而將人體爲求邁向調和無病的種種自我改善現象，當成疾病來強加抑制。譬如咳嗽是人體發覺肺部的肺泡膜已卡了不少的飛塵或污物，人體本能的發動咳嗽的方式來振動肺泡膜，使這些飛塵、污物脫落後，與人體的體液結合，形成痰而排出體外。人體肺泡膜就好比汽車的空氣濾清器，當它卡滿了許多飛塵、污物後，我們必須把車子送到保養場，把濾清器清除乾淨，否則濾清器卡滿飛塵，再名貴的車子也動不了。人體的肺泡膜若卡滿了飛塵污物，全然吸不進一絲絲空氣時，人體也會漸漸死亡。

現代全世界的中西醫者、醫學專家們，幾乎都在倡導「止咳化痰」，可是我卻說：「止得了咳卻化不了痰。」因爲人體的呼吸道是單行道，人體呼吸由鼻子、氣管、支氣管而進到肺泡膜，肺泡膜是人體氣體交換的場所，空中中的氧離子可透過

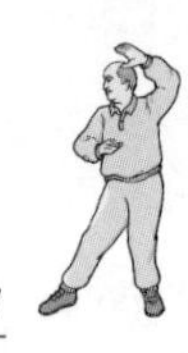

肺泡膜進入血液，飛塵污物則被肺泡膜擋下來，血液中的二氧化碳仍是透過肺泡膜才能排出人體，止咳的作用只是讓人體沒有能力發動咳嗽，來排除肺泡膜上的飛塵、污物而已，根本化不了痰，假如化得了痰的話，就有如把汽車的空氣濾清器上所卡住的飛塵、污物又吹入引擎內。也就是把肺泡膜的污物化成離子，才能透過肺泡膜，讓這些污物滲入血液，不然的話，只有循著原來的呼吸道排出體外，否則已無其他管道，那麼又如何能化痰呢？

由於現代人都只止得了咳，卻化不了痰，有許多人長時間以來都不咳嗽了，以台灣目前空氣的污染程度，人體沒有不發動咳嗽的道理，止咳化痰或長久不咳嗽的中途站，就是胸悶、氣短、呼吸困難、鼻病、氣喘，以及種種呼吸道的病變，都將不請自來。若再繼續止咳化痰的話，就會演變成喉癌、鼻咽癌或肺癌，因爲台灣的空氣太糟糕了，誰也避不了。（註：任何癌變都是酸毒所形成的，絕不是現代醫學所謂的癌細胞，所以經常依賴藥物的人，將使人體體內的酸毒無法排除，再加上藥物酸毒的囤積，會得癌症的機率則較高。）

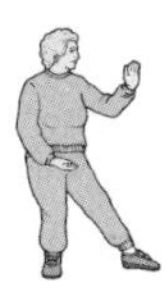

抑制人體咳嗽、發燒，以及抑制人體種種的自我改善，這些行為都屬於逆天，俗語說：「逆天者亡。」

十三、求人求己

我經常強調：「人體比我們人更瞭解肉體，比我們人更珍惜肉體，而且人體有一種『不使肉體健康，絕誓不罷休的傻勁』。」我亦經常強調：「病是人類無知下的產物。」我們的人體如此的珍惜自己的肉體，只是人類無知拚命的在蹧蹋自己，盡吃一些危害人體健康的物質，如藥物、魚肉類、素食加工品和酗酒等等，以及熬夜、生氣、煩惱等等，這都將導致人體體內的酸毒劇增，使細胞無法生存而引發生各種疾病，但是人體卻是分分秒秒、不眠不休的在為肉體健康效命到底，人體就是

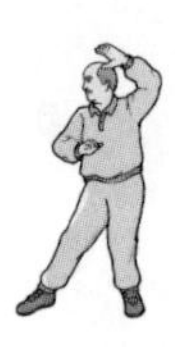

如此的忠實、可愛，更可信賴的是，人體絕不會做出不利肉體或危害肉體的事，當人體的自然治癒本能增強後，每對肉體發動改善之時，都經過精打細算，都有萬全之策，讓身體得到最良好的修復。

因此，只有在人體的自我改善之下，才是最可靠、最安全、最有效、最完整的方法。俗語說：「求人不如求己」，人欲求成功、發大財或者小孩欲把書讀好，都要求己。欲求健康仍須求己，就是如何幫助人體增強抗體後，由人體去自我改善自己的肉體，而不是去求醫生。這種論調不知讀者諸君意下如何？

十四、結語

不生病之眞法，既然提到眞法，本來應該很簡單，但是由於現代人迷失在錯誤

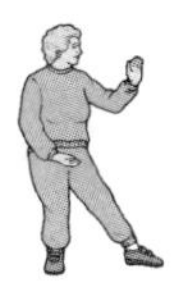

的理論中，只一味相信權威，使我不得不一再的引述又引述，或許讀者諸君不一定會接受，但是我卻可自我安慰了，因爲我已盡全力了，但是由於本文僅摘錄《不生病之眞法》中的一部分而已，無法將人體的自然法則一一闡述得非常清楚，讀者諸君若欲進一步瞭解，以及如何幫助人體增強抗體時，可參閱《不生病之眞法》和續集，以及《健康的人生》和《養生祛病妙法》共四冊。若不想進一步瞭解，那只要記得多吃青菜、多喝水，並配合練功，那就可以比原來或比一般人更健康，信不信由你，但是最好是相信。

國家圖書館出版品預行編目資料

十全超科學氣功：祛病靈修實務／黃明男著.
-- 初版. -- 台北市：生智, 2001[民 90]
面； 公分. --（元氣系列；18）

ISBN 957-818-286-4（平裝）

1.氣功

411.12 90006823

十全超科學氣功——祛病靈修實務

元氣系列 18

作　　者／黃明男
出 版 者／生智文化事業有限公司
發 行 人／林新倫
執行編輯／晏華璞
登 記 證／局版北市業字第 677 號
地　　址／台北市新生南路三段 88 號 5 樓之 6
電　　話／(02)2366-0309 2366-0313
傳　　真／(02)2366-0310
網　　址／http://www.ycrc.com.tw
E-mail／tn605541@ms6.tisnet.net.tw
郵撥帳號／14534976 揚智文化事業股份有限公司
印　　刷／科樂印刷事業股份有限公司
法律顧問／北辰著作權事務所 蕭雄淋律師
ISBN／957-818-286-4
初版一刷／2001 年 8 月
初版二刷／2001 年 10 月
定　　價／250 元

總 經 銷／揚智文化事業股份有限公司
地　　址／台北市新生南路三段 88 號 5 樓之 6
電　　話／(02)2366-0309 2366-0313
傳　　真／(02)2366-0310